Dieses Buch
ist ein ärztlicher Ratgeber, mit dessen Hilfe jeder richtig atmen lernen kann. Die meisten von uns atmen zu flach – die Folgen sind allgemeine Müdigkeit, Konzentrationsstörungen, Leistungsschwäche, ja sogar Beschwerden und Krankheiten.

Der Wiener Mediziner Dr. Erwin Gross erklärt hier, wie unsere Atmung funktioniert und welche Bedeutung dabei der Zwerchfell- oder Bauchatmung zukommt. In einer »Atemschule für jeden« hat der Autor einfache Atemübungen für zu Hause und unterwegs zusammengestellt, die zu einer Intensivierung der Zwerchfell- oder Bauchatmung und damit zur Verbesserung der Sauerstoffversorgung im Organismus führen. Der Übende lernt zunächst, bewußt zu atmen – mit dem Ziel, allmählich auch unbewußt, also automatisch, richtig zu atmen.

Was Atemtherapie bewirken kann, hat der Autor an vielen seiner Patienten beobachtet, denen er damit helfen konnte. In einem Sonderkapitel des Buches beschreibt er alle Krankheiten und Gesundheitsstörungen, bei denen Atemtherapie als Ergänzung zur ärztlichen Behandlung erfolgreich eingesetzt werden kann.

Heilatmung ist eine Quelle der Vitalität; sie führt im Alltag zu Entspannung, gesteigertem Wohlbefinden, Stärkung der körpereigenen Abwehr, Verbesserung von Kondition und geistiger Spannkraft.

Dr. med. Erwin Gross (Obermedizinalrat)
Hausarzt und Atemtherapeut. Geboren 1916 in Schirkanyen bei Kronstadt, Siebenbürgen. Medizinstudium in Klausenburg und Wien. 1947–48 internistische Ausbildung an der I. Medizinischen Universitätsklinik Wien (Prof. Dr. med. Lauda). Seit 1952 eigene Praxis in Wien. Mitglied des österreichischen Kneippärztebundes. Schrieb über zehn Jahre lang medizinische Beiträge für eine Wiener Tageszeitung und hielt zahlreiche Vorträge an der Wiener Urania über den Themenkreis »Schule der Gesundheit«.

Dr. med. Erwin Gross

Heilatmung für jeden

Der ärztliche Führer zum selbständigen Erlernen der bewußten Intensivatmung

Sonderkapitel: Atemtherapie bei Erkrankungen und Beschwerden

GU

Gräfe und Unzer

Wichtiger Hinweis

Die von den Autoren der Reihe »Naturgemäß leben« vertretenen Auffassungen weichen teilweise von der allgemein anerkannten medizinischen Wissenschaft ab. Jeder Leser ist aufgefordert, in eigener Verantwortung zu entscheiden, ob und inwieweit die in diesem Buch vorgestellten Naturheilverfahren für ihn eine Alternative zur »Schulmedizin« darstellen.

Die im Kapitel »Atemtherapie bei Erkrankungen und Beschwerden« (Seite 53) genannten Sofort- und Dauermaßnahmen sind gedacht als Hinweise darauf, wie eine ärztliche Therapie sinnvoll unterstützt werden kann. In allen Fällen muß vor Anwendung dieser flankierenden Maßnahmen der behandelnde Arzt um Rat gefragt werden.

CIP-Kurztitelaufnahme der Deutschen Bibliothek

Gross, Erwin

Heilatmung für jeden: d. ärztl. Führer zum selbständigen Erlernen d. bewußten Intensivatmung. Sonderteil: Atemtherapie bei Erkrankungen und Beschwerden / Erwin Gross. – 3. Aufl.
München: Gräfe und Unzer, 1987.

(Naturgemäß leben)
ISBN 3-7742-2213-4

NE: Gross, Erwin: [Sammlung]

3. Auflage 1987

Redaktionsleitung: Hans Scherz
Lektorat: Angelika Schmid-Neuhaus
Herstellung: Helmut Giersberg
Einbandgestaltung: Heinz Kraxenberger
Gesamtherstellung: Ludwig Auer GmbH

ISBN 3-7742-2213-4

Inhalt

Einführung und Anleitung

» Wer sich mit Luft ernährt, leuchtet wie ein Gott und lebt lange. «

Konfuzius

Atmen ist selbstverständlich. Wir atmen ständig – ohne darüber nachzudenken. Die erste Lebensäußerung ist die Einatmung des Neugeborenen, die letzte Lebensäußerung der »letzte Schnaufer«. Ohne Nahrung kann der Mensch Wochen, ohne Flüssigkeit bis zu 10 Tagen, aber ohne Sauerstoff nur wenige Minuten überleben.

Philosophie, Heilkunde, Religion haben sich von alters her mit dem Atem und seiner umfassenden, über das Körperliche hinausgehenden Bedeutung beschäftigt: Schon in frühen Hochkulturen wurden die *leibseelischen Einflüsse* von Atempraktiken erkannt und gewürdigt. In der lateinischen Sprache gibt es für Geist, Seele und Atem nur ein Wort: spiritus. Die alten Griechen haben sogar den Sitz der Seele in das Zwerchfell, den wichtigsten Atemmuskel, gelegt. Damit wird deutlich zum Ausdruck gebracht, daß die geistigen und seelischen Kräfte untrennbar mit unserem Atem verbunden sind.

Geist, Seele, Atem sind eng verbunden

Die zunehmende Rationalisierung, das Bedürfnis nach Überschaubarkeit der »Zusammensetzung des Menschen«, nicht zuletzt die nach meßbaren Größen strebende industrielle Medizin haben diese Einheit im Bewußtsein des Menschen zerstört und auch den Symbolgehalt der Sprache in Vergessenheit geraten lassen. In alten Sprichwörtern und Redewendungen können Sie allerdings noch die gemeinsame Wurzel von Körper und Geist finden. Wenn uns »der Atem stockt« oder »die Luft wegbleibt«, ist das immer die Folge eines seelischen Ereignisses wie Angst oder Schreck. Einen »langen Atem haben« bedeutet, daß Körper, Seele und Geist einer Sache gelassen, ruhig und konzentriert zugewandt sind.

Betrachten wir diese Zusammenhänge genauer, dann müssen wir erkennen, daß eine Beeinflussung unserer seelischen Befindlichkeit *durch den Atem* möglich ist. Das uralte Wissen um diese Tatsache kehrt langsam in unsere westliche Kultur zurück. Wir erleben zunehmend bewußter, wie stark Seele und Körper voneinander abhängen.

Diese Zusammengehörigkeit von Körper, Geist und Seele haben wir wieder neu zu lernen und damit das richtige Atmen. Leider ist körperliche Arbeit, die von sich aus die richtigen Atemimpulse gibt, zum großen Teil aus unserem Alltag verbannt. Das hat zur Folge, daß wir zu flach atmen, nicht genügend Sauerstoff in unsere Körperzellen gelangt und die lebenserhaltenden Funktionen nicht ausreichend angeregt werden. Darunter leidet unser Wohlbefinden, ja sogar Krankheiten können entstehen. Wir sollten deshalb zur Behebung des entstandenen Schadens, zur Vorbeugung und zur Erhaltung der Gesundheit das richtige Atmen wieder lernen. Durch *Bewußtmachen des Atemablaufs* und durch *Atemübungen* machen wir die Atemarbeit effektiv und ökonomisch.

Das richtige Atmen wieder lernen

Viele Religionsstifter, Dichter und Philosophen haben sich mit dem Atmen beschäftigt und sind oft zu erstaunlichen Ergebnissen gekommen. Am meisten haben sich die indischen Yogis damit befaßt, deren Wissen über Körpervorgänge zum großen Teil von der modernen Medizin bestätigt wird.

Was wir vom Hatha-Yoga lernen können

Viele Menschen der westlichen Welt befassen sich mit dem Hatha-Yoga, das uralte Weisheiten enthält, die auch für den modernen Menschen wichtig sind. Die Atmung ist nicht nur ein Gasaustausch zwischen Luft und Blut, sondern hat eine tiefere Bedeutung; so lehrt es das Hatha-Yoga, und auch dies: daß wir über die Atmung viele physiologische Funktionen, die normalerweise automatisch ablaufen, beeinflussen können. Das einfachste Beispiel ist der *Einfluß der Atmung auf den Puls.* Durch Ausatemübungen kann man mit der Zeit den Puls verlangsamen, also mit Hilfe der Atmung ruhiger machen. Systematische Atemübungen haben also den gleichen Effekt wie ein Konditionstraining, durch Verlangsamen der Atmung ökonomisieren Sie die Atem-, Herz- und Kreislauffunktionen.

Atmung beeinflußt den Puls

Außerdem können wir die *geistige Konzentration auf den Atemvorgang* vom Hatha-Yoga lernen. Die Wirkung der Atemübungen kann wesentlich vertieft werden, wenn wir die Atmung nicht nur mechanisch durchführen, sondern uns geistig darauf konzentrieren. Wir müssen uns vorstellen, wie die Luft durch die Nase, in den Rachen, den Kehlkopf, die Bronchien und schließlich in die Lungenbläschen gelangt und wie der Sauerstoff aus der Luft ins Blut übertritt. Wir können uns auch vorstellen, wie der Sauerstoff mit Hilfe des Blutes im Körper verteilt wird und zu den einzelnen Zellen gelangt. Dort findet ein Prozeß statt, der gleichbedeutend ist mit Freisetzung von Lebensenergie. Während wir »Westler« uns mit der Vorstellung vom Sauerstoff, der in die einzelnen Körperzellen dringt, begnügen, lehrt Hatha-Yoga, daß sich in der Luft ein Stoff befindet, von den Indern als »Prana« bezeichnet, der nicht identisch mit Sauerstoff ist und ein wahres Lebenselixier darstellt. Durch die Konzentration auf Einatmung und Durchströmung des Körpers mit Sauerstoff und mit »Prana« wird die Wirkung der Atemübungen gesteigert. Die geistige Konzentration kann uns also großen Nutzen bringen. Ich möchte darauf hinweisen, daß der Gelehrte Dr. Manfred Curry auf das Vorhandensein eines Luftbestandteiles

Intensivatmung setzt Lebensenergie frei

(Aran, eine Art »Super-Sauerstoff«) hingewiesen hat, was vielleicht die im Hatha-Yoga gelehrte Meinung bestätigen könnte.

Hatha-Yoga lehrt auch die *verschiedenen Körperstellungen* (Asanas), die vor allem auf eine Mobilisierung und Geschmeidigmachung der Wirbelsäule hinauslaufen. Die Körperstellungen sind aber nur dann von Nutzen, wenn man einen guten Lehrer hat, Bilder und Fotografien können den Lehrer nicht ersetzen. Deshalb kann ich hier nicht weiter darauf eingehen.

Die Krönung des Hatha-Yoga bilden die *Entspannungsübungen.*

Entspannung den Tieren abgeschaut

Durch Beobachtung von wilden Tieren in ihren Ruhe- und Schlafgewohnheiten haben die Yogis erkannt, daß bewußte Entspannung ein enormer Kraftspender sein kann.

Im vorliegenden Buch wird der Versuch gemacht, diese Erfahrungen des Yoga auf die europäische Kultur und auf den europäischen Menschen abzustimmen. Wir können sicherlich nicht alles unverändert aus dem Hatha-Yoga übernehmen, aber wir können viel davon lernen, vor allem die *Schulung der richtigen Atmung.*

Atmung – das Universal-Heilmittel

Die Erkenntnis, daß die richtige Atmung auch das beste und wirkungsvollste Heilmittel darstellt, das uns die Natur zur Verfügung gestellt hat, gewinnt immer mehr an Bedeutung. Man kann mit Sauerstoff – diesem »Universal-Heilmittel« – bei vielen Krankheiten erstaunliche Erfolge erzielen. Die ärztliche Wissenschaft hat diese Möglichkeiten erkannt und verwendet reinen Sauerstoff in Form von Inhalationen, jedoch ohne die natürlichen Atemimpulse ausreichend zu nutzen. Komplizierte Apparate kommen zum Einsatz, um dem Menschen optimal Sauerstoff zuzuführen. Dabei wäre die beste Methode die Sauerstoffzufuhr durch richtiges Atmen. Dazu bedarf es jedoch – wie wir wissen – einer *Gewohnheitsänderung,* wie die bewußte Intensivatmung sie anbietet.

Anleitung zur Selbsthilfe

Anliegen dieses Buches ist es, beim *Einüben dieser bewußten Intensivatmung* zu helfen. Ich möchte jene Menschen ansprechen, die sich mit dem Atmen als Gesundheits- und Lebenshilfe befassen wollen, und ihnen eine praktische Anleitung geben. Ich hoffe, daß mir das gelungen ist.

Hinweise für die Benutzung des Buches

Da ich annehme, daß Sie die Folgen von Atemstörungen besser verstehen werden, wenn Sie die genauen Vorgänge beim Atmen kennen, habe ich zunächst eine Beschreibung und Erklärung von *Lage und Funktion der Atmungsorgane* gegeben. Dann folgt die *Atemschule,* nach deren Anweisungen Sie die richtige Atmung Schritt für Schritt erlernen können. Diese Atemschule ist Grundlage für alle folgenden *Atemübungen* – ob sie der Konditionsverbesserung dienen oder als Therapie bei Erkrankungen gemacht werden. Der Erfolg kann nur dann eintreten, wenn Sie die Übungen richtig machen! Befassen Sie sich deshalb mit der Atemschule *eingehend,* machen Sie die Grundübungen so häufig wie möglich, bis sie Ihnen in Fleisch und Blut übergegangen sind. Erst dann sollten Sie sich an die weiterführenden Atemübungen für zu Hause und unterwegs wagen. Auch für die Atemtherapie bei Erkrankungen und Beschwerden, die nur nach *Rücksprache mit dem Arzt* durchgeführt werden sollte, ist die Atemschule Fundament.

Voraussetzung ist regelmäßiges Üben

Ich möchte nochmals betonen, daß nur regelmäßiges Üben Erfolg bringt und sich nur dadurch Ihre Beschwerden bessern. Auch Sie werden – wie viele Menschen vor Ihnen – Freude an Ihren Atemübungen haben, zumal Sie bald auch spüren, wie sehr sie Ihnen nützen.

Atmungsorgane – Atemwege

Alle Körperzellen benötigen zum Leben Sauerstoff, Wasser und Nahrungsstoffe. Die Unterbrechung der Sauerstoffzufuhr führt in kurzer Zeit zum Absterben der Zellen. Besonders empfindlich sind in dieser Hinsicht die Gehirnzellen, die nur wenige Minuten ohne Sauerstoff sein können: Bereits nach drei Minuten wird der Mensch ohnmächtig, und die Gehirnzellen sterben ab. Sauerstoff ist also das Lebenselixier schlechthin. Ohne Sauerstoff gibt es kein Leben.

Sauerstoff ist lebensnotwendig

Bei jedem Atemzug saugen Sie Luft in die Lungen ein. Sie können diesen Vorgang mit einer Spritze vergleichen: Wenn Sie den Spritzenstempel aufziehen, entsteht ein Sog (Einatmung), der die Luft einsaugt. Beim Herunterdrücken hingegen wird durch den Überdruck die Luft hinausgetrieben (Ausatmung). Das Druckgefälle, das hierzu notwendig ist, wird durch die rhythmische Vergrößerung und Verkleinerung des Brustkorbraumes mit Hilfe der Zwischenrippenmuskeln und der Atemmuskeln erzeugt. Die Lungen des erwachsenen Menschen liegen der Brustkorbwand so dicht an, daß sie alle Bewegungen des Brustkorbs mitmachen müssen.

Der wichtigste Atemmuskel ist das *Zwerchfell.* Es ist der wichtigste *willkürliche Körpermuskel,* das heißt, wir sind in der Lage, ihn bewußt zu steuern. Wir können dadurch mit unserem Willen die Atmung beschleunigen oder verlangsamen, tiefer oder oberflächlicher gestalten, je nachdem wie es uns gutdünkt.

Auf der anderen Seite verfügen wir über eine *Atmungsautomatik.* Das bedeutet, daß wir atmen, ohne daran zu denken – auch bei Bewußtlosigkeit. Atemtiefe und Atemhäufigkeit werden automatisch auf den momentanen Bedarf des Körpers eingestellt. Bei größerer Belastung wird der Atem schneller und tiefer, und der Körper paßt so dem größeren Bedarf an Sauerstoff die vermehrte Sauerstoffzufuhr an.

Anpassung an den Bedarf

Durch die uns angeborene richtige Atmung (Bauchatmung, → Seite 16) kommt normalerweise mit jedem Atemzug so viel Sauerstoff in den Organismus, wie dieser gerade benötigt. Leider funktioniert aber diese »Atmungsautomatik« nur bis zu einem Alter von ungefähr 10 Jahren zufriedenstellend. Dann treten häufig ein zum Teil schulbedingter Bewegungsmangel und eine verkrampfte Schulhaltung stärker auf. Impulse zur richtigen Atmung kommen aber immer aus der Bewe-

Körperliche Bewegung steuert Atemimpuls

gung, deshalb ist der Mangel an Bewegung eine wesentliche Ursache für das Verlernen des richtigen Atmens. Ausreichende Bewegung ist gerade im Schulalter sehr entscheidend, um einer späteren Fehlatmung vorzubeugen.

Der wichtigste Atemmuskel ist das *Zwerchfell;* seine Funktion müssen wir uns ins Bewußtsein holen. Das Zwerchfell liegt zwischen Brust und Bauch und bewegt sich durch den Atem wie eine Membranpumpe auf- und abwärts (→ Abbildung). Auf die *Intensität dieser Bewegung* kommt es bei der gesamten Atmung an, auf das Rauf und Runter, auf die Lebendigkeit in Ihrem Bauchraum bis hinunter zum Beckenboden. Sie werden auch im Kapitel über die richtige Atmung lesen (→ Seite 22), daß alle Übungen darauf zielen, diese Zwerchfellbewegung mit verschiedenen Intensitätsgraden zu erlernen und zu üben. Deshalb wurde die Bezeichnung *»bewußte Intensivatmung«* gewählt.

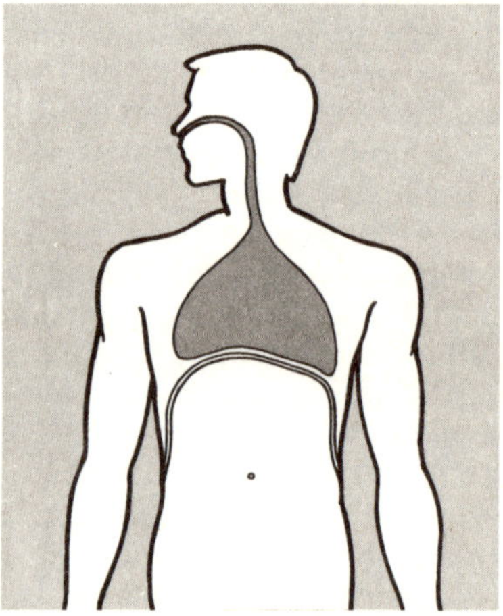

Zwerchfellmuskel. Der wichtigste Atemmuskel ist der Zwerchfellmuskel. Er liegt zwischen Lunge und Bauchraum. Alle Übungen haben das Ziel, diesen Muskel durch richtiges Atmen in Bewegung zu bringen und in Bewegung zu halten.

Atemmuskeln tun die »Arbeit«

Außer dem Zwerchfellmuskel sorgen noch die *Zwischenrippenmuskeln* (Interkostalmuskeln) für die Atembewegung. Mit ihrer Hilfe kann das Volumen des Brustkorbs beim Einatmen zunehmen und sich beim Ausatmen wieder verkleinern. Jede dieser Bewegungen überträgt sich auf die Lunge, die sich dann entsprechend ausdehnt oder verkleinert. Durch das oben beschriebene Prinzip der Membranpumpe kommt die Luft herein und fließt durch die entgegengesetzte Bewegung wieder ab.

So sorgen der Zwerchfellmuskel und die Zwischenrippenmuskeln gemeinsam für die Ausdehnungsfähigkeit der Lungen und damit für die Luftmenge, die einströmen kann. Kleine Spannungsänderungen dieser Atemmuskeln verändern das Gesamtvolumen der Lungen beträchtlich. Das erklärt auch, warum es schon durch leichte Muskelverspannungen zu Störungen der Atmung kommen kann, wie dies beispielsweise bei Aufregung und Krankheiten der Fall ist.

Der Weg der Atemluft

Nase: Auffangstation für Fremdkörper

Die *Nase* ist die erste Station, die der Atemstrom auf seinem langen Weg passieren muß. Hier wird die Luft angewärmt, angefeuchtet und gefiltert. Durch den Kontakt mit der Nasenschleimhaut wird die eingeatmete Luft auf Körpertemperatur erwärmt und mit Wasserdampf angereichert. Die feinen Härchen in der Nase (Flimmerepithel) fangen Fremdkörper wie beispielsweise Krankheitskeime und Staub aus der Luft ab und lassen sie gar nicht erst in den Organismus gelangen. Deshalb sollte Ihr oberstes Atemprinzip sein, *durch die Nase zu atmen.* Außerdem besteht zwischen Nase und Zwerchfell ein enges funktionelles Zusammenspiel. Beim Atmen durch die Nase kann die Bewegung des Zwerchfells bewußter beeinflußt werden.

Nach der Nasenpassage erreicht die Luft den *Rachen.* Sie gelangt natürlich auch dorthin, wenn Sie durch den Mund atmen, aber eben nicht angewärmt und angefeuchtet.

Die nächsten Stationen des Atems sind der *Kehlkopf,* ohne den wir weder sprechen noch singen, noch schreien können, und die darunter liegende *Luftröhre* mit dem *Bronchialsystem.* Die Luftröhre verbindet den Rachenraum mit den Lungen und hat die Aufgabe, die eingeatmete Luft dorthin zu leiten. Von der Luftröhre führt zur rechten und linken Lungenseite je ein »Stammbronchus«; über diese beiden Hauptbronchien gelangt die Atemluft durch ein vielgliedriges Röhrensystem – das Bronchialsystem – in die Lungenbläschen (Alveolen, → Abbildung Seite 14).

Äußere und innere Atmung

Die Lungenbläschen sind eng von einem dichten Netz von Blutgefäßen umgeben, die das »verbrauchte« Blut vom Herzen hierher transportieren; das dann – von Kohlendioxid und Abfallstoffen des Körpers befreit, mit frischem Sauerstoff angereichert – zum Herzen zurückfließt.

So wird der Organismus versorgt

Dieser Vorgang, *äußere Atmung* genannt, geht so vor sich: Das verbrauchte (venöse) Blut gelangt an die Lungenbläschen und gibt an sie Kohlendioxid und, daran gebunden, Schlacken ab. Von dort werden diese Abfallstoffe mit der Ausatmungsluft ins Freie befördert. Das von Kohlendioxid befreite Blut lädt sich mit frischem Sauerstoff aus den Lungenbläschen wieder auf und fließt zur linken Herzkammer zurück. Von dort aus wird es in den Kreislauf gepumpt, wo es die Körperzellen mit Sauerstoff versorgen muß. Das sauerstoffreiche Blut gibt Sauerstoff an die Körperzellen ab, die ihn für ihre verschiedenen Tätigkeiten wie beispielsweise chemische Verbrennungen benötigen.

Diesen Vorgang nennt man *innere Atmung*. Gleichzeitig wird – wie oben beschrieben – aus den Zellen Kohlendioxid an das Blut abgegeben, so daß auf dem Rückweg zu den Lungenbläschen das Blut voll damit beladen ist.

Es sind also mehrere komplizierte Vorgänge notwendig, um die Atemluft für unseren Organismus gut zu nutzen:

- die große Ausdehnungsfähigkeit der Lungen mit Hilfe der Atemmuskeln (Zwerchfell und Zwischenrippenmuskeln),
- der Stoffaustausch zwischen den Lungenbläschen und dem Blut (äußere Atmung) und
- die Lieferung des Sauerstoffs an die Körperzellen (innere Atmung).

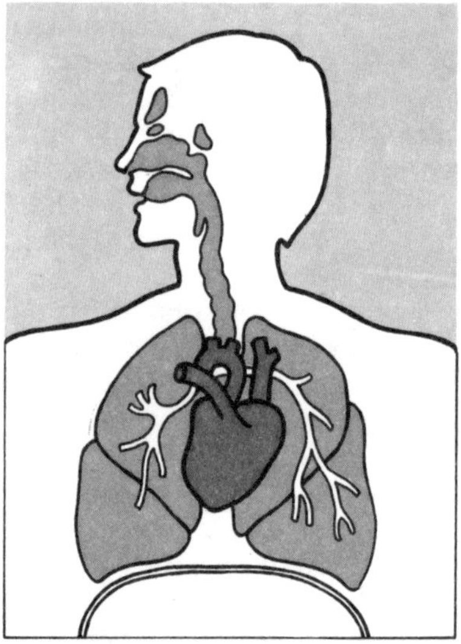

Stationen der Atemluft. Durch Nase oder Mund, Rachen, Kehlkopf und Luftröhre gelangt die eingeatmete Luft in die Lungen und damit ins Bronchialsystem – die Bronchien und Bronchiolen.

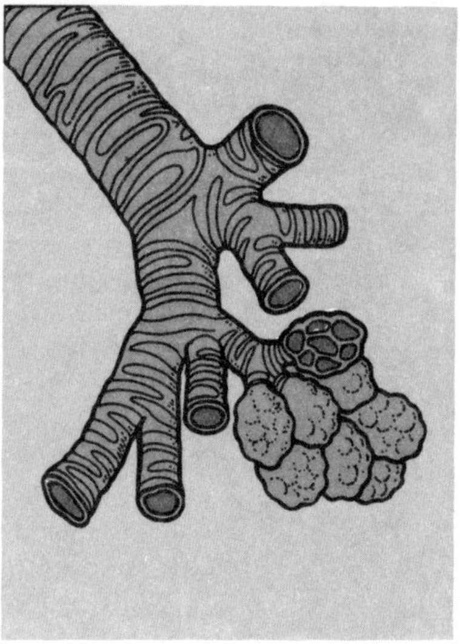

Lungenbläschen. Am Ende der Verästelungen der Bronchien und Bronchiolen befinden sich die Lungenbläschen. Sie geben den Sauerstoff der Atemluft an die Blutzellen ab.

Stoffwechselabfall durch Atemluft nach draußen

So wird der *gesamte Sauerstoffbedarf unserer Körperzellen* durch die Atmung gedeckt. Ebenso werden alle Abfallstoffe, die beim Stoffwechsel unserer Körperzellen entstanden sind, letztlich durch Ausatmen ausgeschieden. Nun ist Ihnen sicher klargeworden, welche grundlegende Bedeutung die Atmung hat. Die Luft, die wir einatmen, besteht aus ungefähr 20% Sauerstoff, 80% Stickstoff und rund 1% Edelgasen, ferner 0,03% Kohlendioxid. Die Luft, die wir ausatmen, enthält hingegen nur noch 16% Sauerstoff und rund 4% Kohlendioxid. Wir haben also durch unsere äußere und innere Atmung etwa 4% Sauerstoff in Kohlendioxid umgewandelt.

So funktioniert die Atmung

Die Natur hat gut vorgesorgt

Die Atemfläche unserer Lunge (der Lungenbläschen) ist enorm groß und beträgt ungefähr 100 Quadratmeter, das entspricht der Fläche eines Tennisplatzes. Der Atemapparat ist deshalb übergroß, um unter allen Umständen die Sauerstoffversorgung unseres Körpers zu garantieren. Dies erklärt auch, warum viele Menschen, die nur eine oberflächliche Atmung haben, trotzdem lange keine Mangelsymptome verspüren: Auch unter ungünstigen Bedingungen wird lange ein ausreichendes Maß an Sauerstoff durch die Lungen bereitgestellt. Erst relativ spät kommt es zu spürbaren Mangelerscheinungen, die sind dann allerdings meist schon mit der Erschlaffung der Atemmuskeln und der Versteifung des Brustkorbes verbunden.

In Ruhe machen Sie etwa 10 bis 16 Atemzüge pro Minute. Wenn Sie allerdings sportlich trainiert sind, genügen oft nur 6 bis 8 Atemzüge pro Minute. Die Zahl der Atemzüge ist außer vom Atemtraining auch abhängig vom Lebensalter. Bei Fieber und Hitze nimmt die Zahl zu. Ein Neugeborenes macht 50 bis 70 Atemzüge pro Minute. Beim Fetus (Kind im Mutterleib) sind die Lungen völlig luftleer. Mit dem ersten Atemzug werden dann die Lungen entfaltet und mit Luft gefüllt.

Bei jedem Atemzug gelangen ungefähr 500 ml Luft in die Lungen. Pro Minute ergibt das ungefähr 6 bis 8 Liter Luft, die ein- und ausgeatmet werden. Beim Hochleistungssport oder bei anstrengender körperlicher Arbeit kann die Luftmenge auf 80 bis 90 Liter pro Minute ansteigen. Die einzelnen Atemzüge können bis auf 3 Liter zunehmen und die Atemfrequenz bis auf 30 Atemzüge pro Minute. Der Körper kann also jederzeit ausreichend Sauerstoff bereitstellen.

Auf die Ausatmung kommt es an

In den Lungen des lebenden Menschen ist immer eine bestimmte Luftmenge vorhanden, auch wenn er den Atem vollkommen anhält. Diese Luft entweicht nur, wenn der Mensch stirbt und die Lunge zusammenfällt. Nach der Einatmung befindet sich in den Lungenbläschen Mischluft (Frischluft und in den Lungen verbliebene bereits verbrauchte Luft). Wollen Sie nun, daß in die Lungenbläschen ein möglichst großer Anteil an Frischluft hineingelangt, dann müssen Sie zuerst eine gleich große Menge von verbrauchter Luft ausatmen. Je mehr verbrauchte Luft Sie aus den Lungenbläschen entleeren, um so größer ist dann am Ende einer Einatmung der Frischluftgehalt in den Lungenbläschen (→ Abbildung Seite 16). Die intensive Ausatmung ist also der »Trick«, der einen hohen Frischluftanteil in den Lungenbläschen garantiert. Diese Tatsache erklärt die immer wiederkehrende Forderung, mit der »reinigenden Ausatmung« zu beginnen und der Ausatmung stets den Vorrang vor der Einatmung einzuräumen. Die Einatmung erfolgt gewissermaßen fast von selbst und sehr schnell (in 0,2 Sekunden). Auf welche Weise Sie aus- und einatmen hat einen Einfluß darauf, wie dann Ihr Blut mit dem nötigen Sauerstoff versorgt wird. Wenn Sie zusätzlich Restluft ausatmen und Platz in den Lungenbläschen schaffen, ermöglichen Sie, daß mehr Sauerstoff in Ihre Lungen gelangt und somit auch in das Blut.

Das wußten schon die alten Yogis

Sie müssen also Ihr Augenmerk in erster Linie auf eine gute Ausatmung legen. Der Bergsteiger, der besonders viel Sauerstoff braucht, atmet im Anschluß an die gewöhnliche Ausatmung zusätzlich noch einmal unbewußt kurz und kräftig aus. Diese Erkenntnis der modernen Physiologie war schon den alten Yogis bekannt. Auch im Hatha-Yoga wird betont, daß die Ausatmung an allererster Stelle kommt und die Einatmung gewissermaßen von allein erfolgen soll. Manche Yogis sind sogar der Ansicht, daß nur die Ausatmung ein aktiver Akt ist und die Einatmung ein passiver.

Wie soll nun geatmet werden? Der Atem muß so fließen beziehungsweise gleiten, daß Sie kaum oder nur ganz wenige Atemgeräusche hören. Sie dürfen also weder bei der Ausatmung noch bei der Einatmung forcierte Atemzüge machen, weil dadurch Wirbel entstehen und der Austausch der Luft in den Lungenbläschen gestört wird. Im Hatha-Yoga gibt es dafür die Anweisung, daß der Atem leise sein soll.

Die drei Atmungsarten

Sie atmen auf dreierlei Arten, die ich im Folgenden beschreibe:
- Bauchatmung (Zwerchfellatmung)
- Brustatmung (Flachatmung)
- Schlüsselbeinatmung (Hochatmung)

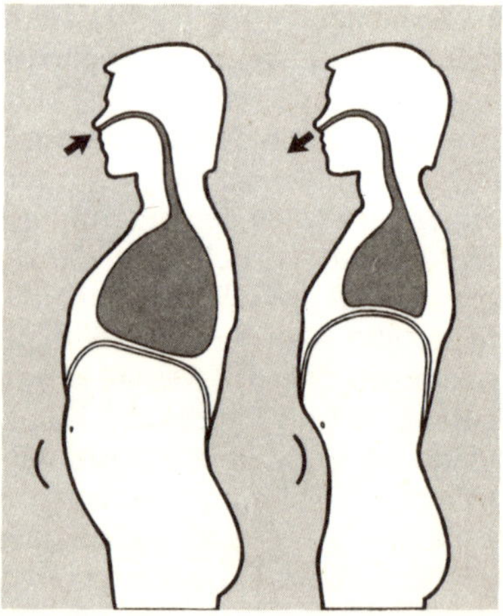

Atmungsbewegungen = Zwerchfellbewegungen. Bei der Einatmung wird das Zwerchfell von den sich ausdehnenden Lungen nach unten gedrückt; bei der Ausatmung bewegt es sich wieder nach oben. Durch diese Zwerchfellbewegungen werden die Bauchorgane rhythmisch massiert.

Die *Bauchatmung* ist die »normale« Atmung, das heißt, sie sollte es sein. Im Hinblick auf die Ausbeute an Sauerstoff ist sie am ergiebigsten. Sie erfaßt mehr als zwei Drittel der Lungenkapazität und bewirkt, daß sich die Lungenbläschen, ausgenommen die Lungenspitzen, mit Luft füllen. Wenn die Lunge sich füllt, wird durch das größer werdende Volumen das Zwerchfell nach unten gedrückt. Dabei dehnen sich Brustkorb und Bauchraum rundherum nach allen Seiten aus. Das können Sie am besten spüren, wenn Sie beide Hände rückwärts flach an die Lendenwirbel unterhalb der Taille legen. Wenn Sie richtig einatmen, wächst das Körpervolumen auch in Richtung der Hände. Sie können aber auch einfach die beiden Hände seitlich oberhalb der Taille anlegen und so die Ausdehnung wahrnehmen. Durch die nahezu vollständige Füllung der Lungen mit Luft bewegt sich der Zwerchfellmuskel nach abwärts in Richtung der Bauchorgane und des Beckenbodens. Wenn Sie wieder ausatmen, geht der Zwerchfellmuskel nach oben in Richtung Lunge. Durch diese ständig fließende Auf- und Abwärtsbewegung des Zwerchfells werden die Bauchorgane sozusagen *massiert,* was zur Gesunderhaltung und zur Durchblutung des gesamten Organismus außerordentlich wichtig ist. Sie werden im Abschnitt über die Krankheiten (→ Atemtherapie bei Erkrankungen und Beschwerden, Seite 53) feststellen können, welche Schäden auftreten, wenn diese Organmassage fehlt – aber auch, welche Mängel Sie durch die Bauchatmung wieder beheben können. Säuglinge, gesunde Kinder, körperlich arbeitende Menschen und Sportler atmen automatisch richtig; Sänger haben meist das richtige Atmen gelernt.

Die gesamte Lunge füllt sich mit Luft

Bei der reinen *Brustatmung* wird die Lunge nur im oberen und mittleren Teil belüftet, so kommt es zum Senken und Heben des Brustkorbes. Man nennt sie auch Flachatmung, weil sich nicht alle Lungenbläschen mit Luft füllen, ein Teil wird nicht entfaltet. Deshalb entsteht auch kaum die oben beschriebene Rauf- und Runterbewegung des Zwerchfellmuskels und damit auch nicht die notwendige Bewegung im Bauchraum. Diese Art der Atmung allein reicht daher auf die Dauer nicht aus, um den Sauerstoffbedarf unserer Körperzellen zu decken (innere Atmung, → Seite 13). Wir Menschen von heute atmen zum Großteil nur oberflächlich. Bei älteren Menschen, bei denen der Brustkorb schon versteift ist, ist die Situation besonders schlecht. Die Folge der oberflächlichen Atmung ist auch eine beachtliche Verringerung der Leistungsfähigkeit. Auch für eine Reihe von Krankheiten, beispielsweise hohen Blutdruck, Kreislaufstörungen und Herzbeschwerden, kann die flache Atmung Mitursache sein.

Nur der obere Teil der Lunge füllt sich

Die Brustatmung findet man hauptsächlich bei Frauen während der Schwangerschaft, Menschen, die Schreibtischarbeit verrichten, und bei Angstzuständen. Während der Schwangerschaft ist die Brustatmung einfacher, da die Bewegungen des Zwerchfells durch das Kind im Mutterleib behindert sind (→ Seite 75).

Die *Schlüsselbeinatmung*, die auch die »Angstatmung« genannt wird, ist eine absolut oberflächliche Atmung und daher völlig unzureichend. Dabei werden nur noch die obersten Teile der Lunge belüftet. Sie tritt auf bei Angstzuständen, wenn der Atem »zu stocken« beginnt. Hin und wieder kann man auch bei schlecht atmenden Sängern beobachten, daß die Brust im dramatischen Geschehen auf- und abwogt. Als einzige Art der Atmung reicht die Schlüsselbeinatmung bei weitem nicht aus, wohl aber ist sie – wie auch die Brustatmung – ein Bestandteil der Volltiefatmung, wie Sie später sehen werden (→ Seite 30).

Wenn Sie sich die verschiedenen Atmungsarten genau ansehen, werden Sie feststellen, daß die Bauchatmung am wirksamsten die Sauerstoffversorgung Ihres Körpers garantiert.

Atmung hängt mit Gefühlen zusammen

Die Bauchatmung ist die Atmung des Säuglings und des kleinen Kindes, und erst, wenn es größer wird und durch die Kleidung der Bauch abgeschnürt wird, entwickelt sich dann allmählich die Brustatmung. Früher wurde auch beim Militär das Kommando gegeben: »Brust heraus, Bauch hinein« und so leider eine falsche Atemtechnik anerzogen. Da die Atmung auch sehr abhängig von unseren Gefühlen ist, kann es vorkommen, daß sie im Laufe der Jahre immer oberflächlicher wird, wie auch leider die Fähigkeit zu Gefühlen im Alter häufig durch ein falsch gelebtes Leben abnimmt. Durch die systematische Umstellung der Atmung auf die Bauchatmung erreichen Sie aber, daß Ihre körperliche und seelische Gesundheit gestärkt wird und der Stoffwechsel reibungslos abläuft. Wir modernen Menschen verbringen außerdem einen Großteil unserer Zeit in geschlossenen Räumen, wo die Luft von vornherein meist abgestanden ist. Deshalb ist eine optimale Ausnutzung des noch vorhandenen Sauerstoffs besonders wichtig. Lüften Sie dafür auch öfters am Tage die Zimmer und Arbeitsräume, möglichst jedoch nicht nach der Seite mit einer Autostraße.

Pflege des Atmungsapparates

Schädliche Stoffe in der Luft

Wie eine Maschine verlangt auch unser Körper, insbesondere der Atmungsapparat, eine gewisse Pflege und Wartung. Die Luft, die wir einatmen, ist leider nicht immer rein, sondern enthält Auspuffgase, Blei, Staub und andere schädliche Stoffe. Die vielen Autos und Maschinen, die es gibt, verbrauchen enorme Mengen an Sauerstoff und treten auf diese Weise als direkte Sauerstoffkonkurrenten der Menschen und Tiere auf. Das ist nicht so leicht zu ändern, deshalb können Sie nur selbst darauf achten, daß Sie in der Nähe von laufenden Motoren keine tiefen Atemzüge machen, sondern eher oberflächlich atmen. Der Bleigehalt der Luft sowie verschiedene giftige Gase sind für den Menschen sehr schädlich. Auch die Tiere spüren das. Meine Frau und ich konnten beobachten, wie unser Dackel zur Hauptverkehrszeit ganz und gar nicht gerne auf die Straße ging, weil ihm die Luft viel zu schlecht und stinkend war. Auch für Mütter mit kleinen Kindern ist es nicht ratsam, zu dieser Zeit die Kinder spazierenzuführen. In solchen Fällen ist es fast besser, zu Hause zu bleiben und durch nicht an der Straße liegende Fenster zu lüften.

Das Problem der Luftreinigung ist von der Technologie schon aufgegriffen worden, wurde aber bisher nicht befriedigend gelöst. Klimaanlagen sind zwar ein Versuch, die Luft zu reinigen, anzufeuchten und auf die gewünschte Temperatur einzustellen, doch gibt es oft Pannen. Viele Menschen, die mit Klimaanlagen leben müssen, behaupten, daß sie anfälliger für Erkältungskrankheiten geworden sind. Nur die teuersten Klimaanlagen sind offenbar in der Lage, den Anforderungen gerecht zu werden. So ist es um so wichtiger, daß Sie Ihre Atmungsorgane von innen pflegen. Der Körper hat dafür schon vorgesorgt: Die Luft wird, bevor sie in die Lungenbläschen gelangt, in der Nase durch feine Härchen gefiltert, gleichzeitig befeuchtet und erwärmt. Das ist notwendig, denn der Sauerstoff kann nur dann verwertet werden, das heißt vom Blut aufgenommen werden (→ Seite 13), wenn die Luft entsprechend mit Wasserdampf angereichert ist. Das geschieht in der Nase, deswegen ist es so wichtig, daß Sie *durch die Nase atmen.*

Pflege von innen: Nasenatmung

Wie wichtig die Reinigung der Luft tatsächlich ist, erfahren wir Ärzte immer wieder bei der Betreuung von Kindern. Kinder, die auf dem Land in frischer Luft vollkommen gesund sind, erkranken in der Großstadt sehr oft an Infektionen der Atemwege. Daran ist zweifellos die qualitativ schlechte Luft der Großstadt schuld und die Tatsache, daß die sehr engen Atemwege des Kindes nicht imstande sind, die Luft gründlich zu reinigen, beziehungsweise mit der Reinigung überfordert sind. Deshalb erkranken Kinder, die vom Landurlaub in die Stadt zurückkehren, oft gleich wieder an Hals, Rachen oder Bronchien, und es sieht so aus, als ob der Landaufenthalt von keinerlei Nutzen gewesen sei. Es ist aber nicht so, sondern der Reinigungsmechanismus bei kleinen Kindern und oft auch bei Schulkindern versagt einfach durch das plötzliche Überangebot an Schmutz. Das ist allerdings nicht nur bei Kindern der Fall, sondern auch häufig bei Erwachsenen, speziell bei empfindlichen Menschen. Dem können Sie am besten begegnen, wenn Sie die *Selbstreinigungskraft Ihrer Atemwege* stärken.

Die natürliche Selbstreinigung der Luftwege erfolgt durch einen schleimhaltigen Schutzfilm. Außerdem sorgt die Bewegung der kleinen Flimmerhärchen, auf denen sich der Schleim befindet, für den Transport von Fremdkörpern in Richtung Rachen. Die Transportgeschwindigkeit beträgt 10 bis 15 Zentimeter pro Stunde. Zigarettenrauch hemmt jedoch die Bewegung der Flimmerhärchen. Im Rachen angekommen, werden die Fremdkörper entweder ausgehustet (Sputum) oder runtergeschluckt. *Niesen und Husten* gehören zu den normalen Reinigungsmechanismen und sollten nicht unterdrückt werden. Wenn eitriger Schleim nicht hinausbefördert werden kann in Form von Sputum, das entweder ausgespuckt oder verschluckt werden kann (die Magensäure tötet die Bakterien), dann kommt es zur Bildung von Eiteransammlungen in den Bronchien und unter ungünstigen Umständen sogar zu einem Lungenabszeß.

Niesen und Husten erwünscht

Das Abhusten und Niesen sind also Reinigungsmechanismen, die nur unterdrückt werden dürfen, wenn sie zu stark in Erscheinung treten und die Reinigung dabei nicht mehr erfolgt. Das ist beispielsweise bei Reizhusten der Fall, wenn nämlich kein Schleim nach oben befördert wird.

Da helfen dann außer schleimlösenden Hustenmitteln, die oft den

Magen irritieren, *Inhalationen* sehr. Inhalieren Sie aber nur, wenn Sie danach 2 bis 3 Stunden nicht in kalte Luft gehen müssen, weil sonst die empfindliche Schleimhaut leicht an einem Katarrh erkranken kann.

Inhalationen mit Kochsalz

Eines der besten und natürlichsten Inhalationsmittel ist gewöhnliches Kochsalz. Geben Sie 2 bis 3 Teelöffel auf 1 Liter kochendheißes Wasser und atmen die Dämpfe durch einen Trichter, den Sie aus Papier oder Zeitung anfertigen können, normal aus und ein. Achten Sie dabei besonders auf die gründliche Ausatmung, und machen Sie anschließend einige Schnüffelbewegungen (→ Seite 41). So gelangt am meisten kochsalzhaltiger Dampf in die Bronchien und Bronchiolen (kleine Bronchien). Wenn Sie Kochsalz nicht mögen, können Sie auch Kamillentee inhalieren.

Wenn Sie können, ist es im Sommer vorteilhaft, ans Meer zu fahren und dort die feuchte salzhaltige Luft den ganzen Tag einzuatmen.

Urlaub an der See

Nord- und Ostseebäder sind den Mittelmeerbädern überlegen: Durch den größeren Fischreichtum ist die Luft jodhaltiger und infolge der stärkeren Brandung feuchter, wodurch es zu einer guten Reinigung der Atemwege kommt. Zu empfehlen sind auch Badeorte für Lungenkrankheiten, wo Wasser direkt über Kochsalz herabrinnt und in der Luft, die dann eingeatmet wird, verdunstet (Gradierwerk).

Ein weiteres, ganz natürliches Mittel zur Reinigung der Luftwege ist das Trinken von *viel warmer bis heißer Flüssigkeit.* Dadurch werden die Atemwege besser durchblutet, und Sie können besser aushusten. Über den Tag verteilt sollten Sie immer wieder heißen Tee oder Milch mit Honig trinken. Auch die *Einreibung mit ätherischen Ölen* auf Brust und Rücken ist eine große Hilfe.

Zur Instandhaltung des Atmungsapparates gehört auch, daß Sie die *Infektionen der Luftwege* richtig behandeln und unbedingt jedesmal *vollkommen ausheilen lassen.* Jede Restinfektion und jeder Husten, die zurückbleiben, werden zum Schrittmacher der nächsten Erkrankung (→ Seite 57).

Vielleicht haben Sie auch während des Sommers einen leichten Schnupfen und Katarrh, die Sie nicht loswerden können. Nun zu glauben, daß durch so einen schleichenden Katarrh eine gute Immunitätslage aufgebaut würde, ist ein Irrtum. Meist handelt es sich bei diesen schleichenden Infektionen um einen Virusinfekt, dem Sie mit Medikamenten nur schwer beikommen können. Am besten bewährt sich in solchen Fällen zweimal wöchentlich ein heißer *Kneipp-Brustwickel* (→ Seite 59), der die Körpertemperatur hochtreibt, wodurch die Viren abgetötet werden.

Kneipp-Brustwickel

Vor allem Kinder leiden oft an einem Mangel an Vitamin A und D, der die Abwehrkraft der Schleimhäute ebenfalls herabsetzt (→ Seite 60). Erst kürzlich wurde von einem Team von Kinderärzten festgestellt, daß sehr viele Großstadtkinder Rachitis haben, die auf Vitamin-D-Mangel beruht. Eigentlich sollte diese Krankheit schon längst ausgestorben sein. Diese Erfahrung stimmt aber auch mit meiner Beobachtung überein. Wenn Sie Ihre Kinder aufs Land schicken, sollten Sie sie gleichzeitig mit entsprechenden Vitaminen, vor allem A, C und D, versorgen. *Vitamin C* findet sich in der täglichen Nahrung in Kartoffeln, Orangen, Zitronen, oft ist es aber günstiger, ein Multivitaminpräparat zu geben und zusätzlich dazu *Vitamin A und D.* Sprechen Sie die Menge mit dem Arzt ab. Vitamin A und D sind vor allem in der kalten Jahreszeit von Oktober bis Anfang April wichtig. Ab Mai wird die Sonne kräftiger, und durch das Sonnenlicht bildet sich in der Haut selbst genügend Vitamin D. Auch die Milch enthält dann ebenfalls größere Vitamin-A-Mengen, so daß sich der Mangel wieder ausgleicht, vorausgesetzt natürlich, die Milch wird getrunken.

Im Winter: Vitamin A und D

Wir wissen alle, daß es durch die zunehmende Luftverschmutzung ein immer größeres Problem wird, die Atemwege sauberzuhalten. Es gibt aber – wie Sie sehen – eine Reihe von Vorsorgemaßnahmen, die Sie selbst ergreifen können und sollten. Denken Sie vor allen Dingen bei Ihren Kindern daran, frühzeitig die Atmungsorgane zu pflegen und ihre Selbstreinigungskraft zu stärken. Ich kann es nicht genug betonen, daß eine starke Wechselwirkung besteht zwischen der Vernachlässigung der Atmungsorgane einerseits und der Entstehung und Begünstigung von Krankheiten andererseits.

Atemschule für jeden

Bewußt atmen lernen

Sie wissen nun, welche lebenswichtige Aufgabe die Atmungsorgane zu erfüllen haben. Dazu ist die Versorgung mit bester Atemluft notwendig, die aber in der Realität unserer Lebensweise nicht mehr selbstverständlich gewährleistet ist. Wie Sie in den vorangehenden Ausführungen gesehen haben, sind mehrere Gründe dafür verantwortlich, die wir nicht alle beeinflussen können. Die Umweltverschmutzung beispielsweise werden wir nicht von heute auf morgen in den Griff bekommen, ebensowenig unser streßreiches Leben, das uns den Atem oft aus dem Bauch verdrängt. Um den vielfältigen Anforderungen gewachsen zu sein, machen wir uns steif, lassen nichts mehr durch – und wandern so geradewegs in die äußere und innere Erstarrung. Das kennt wahrscheinlich jeder von Ihnen, und es ist auch äußerlich sichtbar geworden: Hochgezogene Schultern, unbewegliche Oberkörper und nach unten geneigte Köpfe sind ein häufiges Erscheinungsbild der Menschen. Das hängt eng mit unseren unbewußten Nachlässigkeiten zusammen, die wir im täglichen Leben begehen. Es muß aber nicht so sein! Sie können es selbst ändern, indem Sie ganz banal scheinende Lebensfunktionen in ihre richtige Vitalität zurückführen: indem Sie das richtige Atmen wieder lernen. Sie beleben damit Ihre ganze Persönlichkeit, Ihre innere und äußere Gesundheit, Ihre Ausstrahlung anderen Menschen gegenüber. Das Lebenselixier Sauerstoff erhält nicht nur das körperliche Leben, es ist auch Grundlage jeder geistigen Entwicklung.

Zurück zur Vitalität

Wie Sie da nun »einsteigen« können, wie Sie zu dieser neuen Bewußtheit gelangen können, möchte ich Ihnen zeigen. Der Weg geht über das bewußte Atmen, über die Intensivierung und *richtige Verteilung* des Atemvorganges, die *bewußte Intensivatmung* also. Durch die Konzentration auf den Vorgang des Atmens, der sonst automatisch abläuft, werden steuernde Kräfte frei; Sie können die Atmung gestalten, wie Sie wollen. *Öfter als Sie glauben, können Sie über Ihr Wohlbefinden oder das Gegenteil selbst bestimmen.* Nutzen Sie diese Tatsache für sich und Ihre Gesundheit. Vielleicht glauben Sie mir jetzt noch nicht so recht, das wird sich aber ändern, wenn Sie angefangen haben zu üben. Befreien Sie sich von den Lähmungen Ihrer Alltagsroutine, und beginnen Sie, bewußt zu atmen – bewußt zu leben.

Bewußt atmen – bewußt leben

Die Atemschule beinhaltet die genaue Anleitung zum Erlernen der richtigen Atmung, der Bauchatmung. Sie finden die wichtigsten Grundübungen beschrieben, die allesamt einfach und leicht nachvollziehbar sind. Sie sollten, wenn Sie sich vorher noch nicht in dieser Weise mit dem Atmen befaßt haben, unbedingt diese Übungen gut beherrschen, bevor Sie an die vertiefenden Atemübungen herangehen. Wenn Sie schon theoretische und praktische Vorkenntnisse über das Atmen haben, dann reicht es, diesen Abschnitt zu überfliegen; vielleicht ist aber auch für Sie das eine oder andere unbekannt.

Bauchatmung im Liegen

Die Bauchatmung lernen Sie am besten im Liegen (→ Abbildungen). Sie legen sich auf den Rücken auf eine Couch oder auf einen Teppich und legen unter den Nacken ein kleines Kissen oder zusammengerolltes Handtuch, um Wirbelsäule und Brustkorb vollkommen zu entspannen. Falls Ihre Bauchmuskulatur verspannt ist, geben Sie anfangs auch ein Kissen in die Kniekehle oder ziehen Sie die Beine leicht an. Sie legen die Hände flach in Nabelhöhe auf den Bauch und konzentrieren sich auf das Atmen. Da das Zwerchfell zwischen Lunge und Bauch

Phase 1: ausatmen

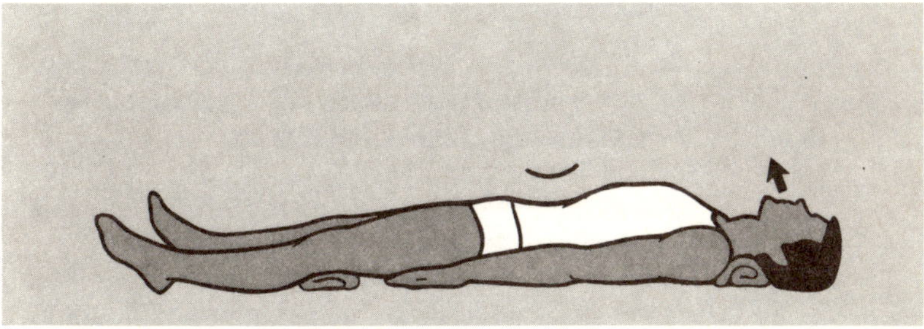

Phase 2: einatmen

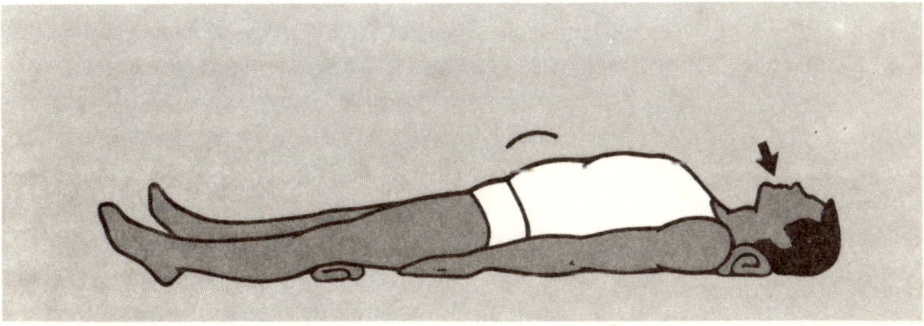

Bauchatmung im Liegen. Um die Auf- und Abbewegungen des Zwerchfells besser zu spüren, können Sie auch die Hände auf den Bauch legen. Wichtig dabei ist, daß Sie die Bauchmuskeln bewußt entspannen – so ist im Leib Platz für die Ausdehnung beim Einatmen.

liegt, vollführt es bei jedem Ausatmen eine Bewegung nach oben zur Brust hin, wobei der Bauch einsinkt. Beim Einatmen geht die Bewegung nach unten zum Bauch hin, und der ganze Leib dehnt sich aus, wie auf Seite 16 beschrieben. Sie atmen durch die Nase zuerst kräftig aus, warten dann einen kurzen Augenblick, bis der Körper von selber nach der Einatmung verlangt, um dann durch die Nase in einem Zug sachte, aber zügig einzuatmen. Machen Sie 20 Atemzüge auf diese Weise, und wiederholen Sie diese Atemübungen 2- bis 3mal täglich. Es geht in dieser Phase erst einmal darum, daß Sie das Zwerchfell spüren, das sich bewegen kann, ja dessen Bewegungen Sie steuern können. Fühlen Sie mit Ihren Händen auf dem Leib, was da vor sich geht, wie er sich ausdehnt und wieder zusammengeht. Vielleicht wird Ihnen am Anfang manchmal leicht schwindlig, dann reduzieren Sie die Zahl der Atemübungen, bis Sie sich daran gewöhnt haben.

Fühlen Sie mit den Händen

Die Atmung darf auf keinen Fall anstrengend sein. Sie muß so erfolgen, daß das *Atemgeschehen ohne Kraftaufwand* erfolgt. Jede Kraftanwendung ist verkehrt, weil sie den gleichmäßigen Atemfluß stört und zu Kurzatmigkeit und Beengtheit führt. Auf keinen Fall dürfen Sie nur Ihre Bauchmuskeln betätigen und den Bauch herausstrecken! Das wäre total falsch. Machen Sie die Probe mit Ihren Händen (→ Seite 17)! Im Anschluß an die Ausatmung sollten Sie stets eine kleine Atempause einhalten, und zwar so lange, bis der Körper von selber wieder nach der Einatmung verlangt.

Bauchatmung im Liegen

2- bis 3mal täglich 20 Atemübungen

◄ Ausatmung: Leib sinkt ein
▬ Atempause: Warten, bis der Atemimpuls von selbst wiederkommt
► Einatmung: Leib dehnt sich aus

Die normale gesunde Atmung in Ruhe und bei leichter körperlicher Betätigung soll sich auf diese Takte erstrecken.

Die systematische Kräftigung des Zwerchfells ist für die Gesundheit das wichtigste Muskeltraining, das es überhaupt gibt. Die regelmäßige Durchführung der Zwerchfellatmung kann sogar ein aufwendiges Konditionstraining fast voll ersetzen. Die Zwerchfellatmung macht uns durch die maximale Sauerstoffausbeute geistig frisch und körperlich fit und hebt unsere Stimmung. Viele Ärzte lassen reinen Sauerstoff einatmen und erzielen damit bei Durchblutungsstörungen aller Art, insbesondere beim Raucherbein (→ Seite 65), erstaunliche Heilungen. Jeder, der an Durchblutungsstörungen irgendwelcher Art leidet, sollte zuerst mit Zwerchfellatemübungen beginnen, um den Körperzellen mehr Sauerstoff zuzuführen und durch die Auf- und Abbewegung des Zwerchfells den Blutkreislauf anzuregen.

Zügig einatmen

Ein wichtiger Punkt muß noch erwähnt werden. Die Einatmung soll zügig, aber keineswegs forciert erfolgen und soll dann auf dem Höhepunkt sofort in die Ausatmung übergehen. Manche Atemtherapeuten und auch Anhänger des Hatha-Yoga geben die Anweisung, auf dem

Höhepunkt der Einatmung eine kurze Atempause einzuhalten und dann erst auszuatmen. Ich habe aber an vielen Patienten feststellen können, daß dies keinen Nutzen bringt, sondern eher schadet, da eine Verkrampfung der Atmung eintritt und das Herz in seiner Tätigkeit gestört wird. In Ruhe also soll stets der Dreierrhythmus Ausatmung – Atempause – Einatmung eingehalten werden. Dann ergibt sich von selbst, daß eine enorme Beruhigung des Atemgeschehens eintritt, so daß oft nur 6 bis 8 Atemzüge pro Minute ausreichen, um den Sauerstoffbedarf des Körpers in Ruhe optimal zu decken. Der ruhige oder »lange Atem« ist ja eines der Ziele von systematischen Atemübungen. Im Hatha-Yoga gibt es sogar die Theorie, daß jedem Menschen nur eine ganz bestimmte Anzahl von Atemzügen für das Leben mitgegeben worden ist. Verbraucht er diese durch rasches Atmen früher, dann wird sich sein irdisches Leben um die gleiche Zahl verkürzen. Für diese Behauptung gibt es keine physiologischen Beweise, und man kann nur annehmen, daß Hatha-Yoga damit versucht, seine Anhänger für den »langen Atem« zu aktivieren, damit sie möglichst alle Gelegenheiten, die sich für Atemübungen bieten, nutzen.

Den »langen Atem« trainieren

Bauchatmung im Sitzen

Auch im Sitzen ist es möglich, die Bauchatmung auszuführen. Wesentlich ist nur, daß Ihre Wirbelsäule senkrecht und der Kopf erhoben ist, ohne das Kinn nach oben zu nehmen. Der Kopf ruht entspannt auf dem aufgerichteten Nacken und den vorderen Halsmuskeln. Faustregel für das Kinn ist eine gedachte senkrechte Linie zwischen Kinn und Nabel.

Kreuzbeinstütze verbessert die Haltung

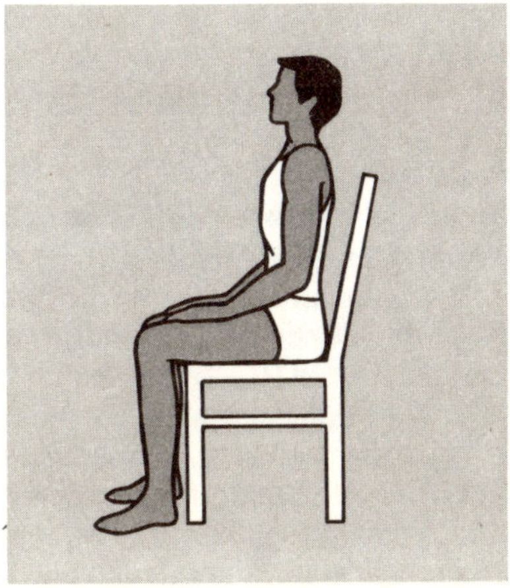

Pharaositz. »Pharao« ist eine altägyptische Königsbezeichnung – danach ist diese Sitzhaltung benannt. Stellen Sie sich vor, Sie tragen eine Krone, dann sitzen Sie richtig.

Wenn Sie diese Stellung einnehmen, ist die Bauch- beziehungsweise Zwerchfellatmung leicht durchzuführen. Diese Stellung heißt im Hatha-Yoga Pharaositz, Ramses- oder Tara-Stellung. Die Knie und Füße sind parallel leicht auseinandergestellt und stehen locker auf dem Boden (→ Abbildung Seite 25). Moderne Sitzmöbel haben meist die Rückenstütze viel zu hoch und keine Stütze unten für das Kreuz. Deswegen sind am besten Stühle, die eine harte Sitzfläche haben und deren Rückenlehne etwas schräg gestellt ist, weil dann im unteren Drittel der Wirbelsäule eine angenehme Stütze vorhanden ist, wobei der obere Teil der Wirbelsäule und der Kopf frei stehen. So können alle Atemübungen ungehindert durchgeführt werden.

Zunächst atmen Sie gründlich aus mit anschließender Atempause. Darauf folgt eine zügige, aber keineswegs übertriebene Einatmung, die auf dem Höhepunkt sofort in die Ausatmung übergeht.

Bauchatmung im Sitzen

Mindestens 3mal täglich üben

◀ Ausatmung: Gründlich ausatmen
▬ Atempause: Atemimpuls kommen lassen
▶ Einatmung: Zügig, aber nicht übertrieben einatmen

Diese Übung eignet sich vor allem für Menschen, die am Schreibtisch arbeiten, weil sie jederzeit auch während der Arbeit immer wieder einmal durchgeführt werden kann. Natürlich ist es zweckmäßig, den Raum vorher gut zu lüften. Es genügen ein paar Atemzüge, um für eine ganze Weile wieder frisch zu sein. Diese Übung ist wirksamer, als es Turnübungen sein können, weil durch die Zwerchfellbewegung der Blutkreislauf mächtig angeregt wird und die Schlackenstoffe, vor allem das Kohlendioxid, ausgeschieden werden.

Bauchatmung im Stehen

Am schwierigsten, vor allem am Anfang, ist es, die Bauchatmung im Stehen zu erlernen. Sie stellen sich mit dem Rücken dicht an eine Wand oder eine Türe, lassen die Füße leicht auseinander gestellt, beugen sich nach vorne, wobei die Arme lose herabfallen. Sie senken den Kopf und atmen dabei gründlich aus (→ Abbildung). Das Zwerchfell tritt nun in den Brustraum und preßt die Lungen aus, die Bauchmuskulatur wird weicher und sinkt etwas nach innen.

Nach einer kleinen Atempause erfolgt eine zügige, aber keineswegs übertriebene Einatmung, und zwar durch Strecken der Wirbelsäule und Rückwärtsführen des Kopfes und der Arme bis an die Wand.

Kinn lotrecht über dem Bauchnabel

Achten Sie dabei darauf, daß Sie das Kinn nicht in die Höhe recken, die vordere Halsmuskulatur muß entspannt sein. Diese Einatmung kommt wie von selbst, wenn die Wirbelsäule aufgerichtet und gestreckt wird, wobei Sie gleichzeitig in Bauch und Brust atmen.

Auf der Höhe der Einatmung atmen Sie sofort wieder aus und lassen Kopf und Wirbelsäule nach vorne kommen.

Phase 1: ausatmen

Phase 2: einatmen

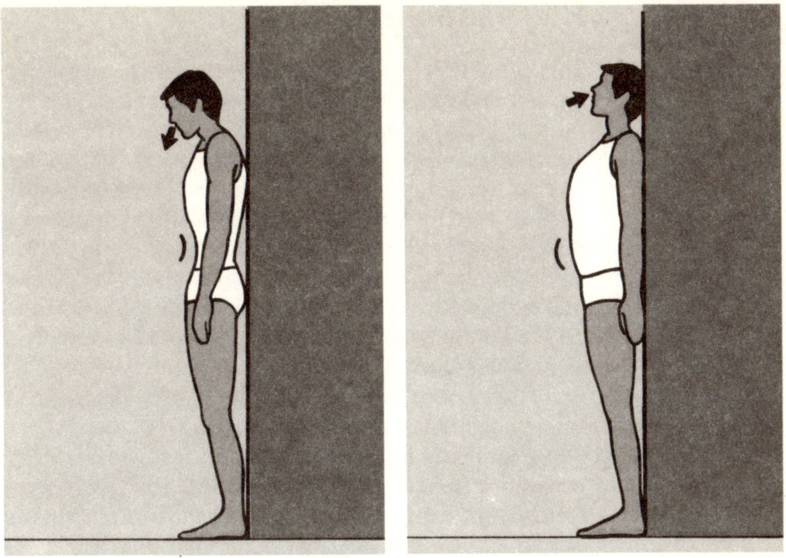

Bauchatmung im Stehen. Achten Sie darauf, in dieser Haltung nicht zu verkrampfen. Vor allen Dingen dürfen Sie das Kinn nicht anheben. Folgen Sie den natürlichen Impulsen der Atembewegungen, spüren Sie, wie sich der Atem im gesamten Bauchraum ausdehnt.

Bauchatmung im Stehen

Bei jeder passenden Gelegeneheit

◄ Ausatmen: **Kopf senken**
Arme lose zur Mitte fallen lassen
Bauch sinkt nach innen

▬ Atempause

► Einatmen: **Wirbelsäule aufrichten**
Kopf und Arme zurücknehmen
Lunge füllt sich mit Luft, daher dehnt sich der Leib aus

Diese Übung können Sie auch ohne Wand machen, wenn Sie irgendwo stehen und warten. Jedoch sollen Atemübungen grundsätzlich nur in reiner Luft durchgeführt werden. Sie sollten also nicht gerade während des Tankens oder bei laufendem Motor in der Nähe des Auspuffs üben.

Auf die Kopfhaltung achten

Eine gute Kopfhaltung hat eine besondere Bedeutung. Die Kopfhaltung hat einen entscheidenden Einfluß auf den ganzen Körper: Der Kopf muß frei und leicht nach hinten oben auf dem obersten Halswirbel »schweben« und darf nicht zu sehr nach vorne geneigt sein, weil sonst die Nackenmuskulatur zu viel beansprucht wird und es zu Schmerzen und zum sogenannten Zervikal-Syndrom kommt (Schmerzen und Bewegungseinschränkung im Bereich der Halswirbelsäule; im akuten Zustand bekannt als »Schiefhals«).

Bauchatmung im Gehen

Sie können die Atmung – wie Sie bisher gesehen haben – bewußt lenken und damit die notwendige Sauerstoffzufuhr regulieren. Andererseits läuft die Atmung auch automatisch ab, das bedeutet, daß eine »Atmungsautomatik« ständig die Sauerstoffzufuhr dem momentanen Bedarf anpaßt, beispielsweise indem der Atemimpuls bei Belastung vertieft wird und so mehr Sauerstoff in die Lungen kommt. Die »Atmungsautomatik« bekommt ihre Impulse von der Bewegung (→ Seite 11). Vor allem bei älteren Menschen oder bei Kranken, die sich wenig bewegen, springt die Automatik mit der Zeit nicht mehr rechtzeitig an, und es kommt zu einer Sauerstoffschuld im Gewebe, die sich als Kurzatmigkeit äußert. Es gibt eine gute Methode, diese Kurzatmigkeit zu vermeiden oder zu beseitigen – wenn Sie nämlich Ihren Atem mit der Bewegung in Einklang bringen, das heißt, den Atem mit dem Schritt koppeln. Auch Leistungssportler oder Dauerläufer sind bestrebt, Bewegung und Atem zu rhythmisieren, denn *jede rhythmische Bewegung spart Kraft.* Lernen Sie also, kraftsparend ein Maximum an Gewinn, in diesem Falle Sauerstoff, für sich zu bekommen!

Keine Kurzatmigkeit mehr

Auch in der Schwangerschaft (→ Seite 75), wenn das Zwerchfell durch das wachsende Kind immer mehr hochgedrückt wird, ist die rhythmische Bauchatmung bei Belastung eine ökonomische Art zu atmen.

Schrittatmung (Pendelatmung)

Der Bewegung anpassen

Die Koppelung des Atemrhythmus mit der Bewegung beziehungsweise den Schritten heißt Schrittatmung oder Pendelatmung. Sie soll möglichst harmonisch der Bewegung angepaßt sein. Es ist zweckmäßig, daß Sie die Schrittatmung beim Spazierengehen in reiner, frischer Luft oder im Wald bei ruhigem Gang durchführen. Das geht so vor sich, daß Sie

1 – 2 – 3 Schritte ausatmen, anschließend
1 – 2 – 3 Schritte einatmen.

Haben Sie genügend Atem, dann können Sie nach jeder Ausatmung eine kleine Atempause einschalten, bevor Sie wieder 1 – 2 – 3 Schritte einatmen. Die Atempause darf nur so lang oder kurz sein, wie es Ihr Körper vorschreibt; das bedeutet, Sie sollen sofort wieder mit dem Einatmen beginnen, wenn der Körper es verlangt. Je größer die Leistungsfähigkeit ist, um so mehr Schritte können Sie wählen. Wenn Sie gut trainiert sind, können Sie 4 bis 5 Schritte einatmen und die gleiche Anzahl Schritte ausatmen. 6 Schritte sind für einen normalen Menschen das Höchstmaß, das nicht überschritten werden sollte, weil es sonst zu Verkrampfungen der Muskeln in den Atemwegen kommen kann.

Bei der Schrittatmung kommt es also darauf an, daß Sie rhythmisch aus- und einatmen, wobei beide Atemphasen gleich lang sein sollen.

Anhalten in der Fülle ist nicht gut und sollte unterlassen werden. Eine Atempause in der Leere sollte nur dann eingeschaltet werden, wenn der Körper es verlangt. Sie können diese Art der Atmung immer dann anwenden, wenn Ihr Körper viel Sauerstoff braucht.

Schritt- oder Pendelatmung

Während des Gehens üben . . .

◄ Ausatmung: 1 – 2 – 3 Schritte oder mehr
▬ Atempause
► Einatmen: 1 – 2 – 3 Schritte oder mehr
◄ Ausatmen: 1 – 2 – 3 Schritte oder mehr
▬ Atempause
► Einatmen: 1 – 2 – 3 Schritte oder mehr

Blasebalgatmung (rasche Schrittatmung)

. . . dann beim Laufen

Ist die Anstrengung, in der Sie sich befinden, größer, dann stellen Sie die Schrittatmung auf einen niederen Rhythmus ein. Diese Atmung nennen wir die Blasebalgatmung. Beim langsamen Laufen atmen Sie 1 bis 2 Schritte aus und sofort wieder 1 bis 2 Schritte ein, doch diesmal ohne Atempause. Die Blasebalgatmung ist also nichts anderes als eine rasche Schrittatmung, wobei Aus- und Einatmungsphase gleich lang sind und einen raschen Rhythmus aufweisen, der dem Sauerstoffbedarf angepaßt ist.

2 Stufen einatmen

2 Stufen ausatmen

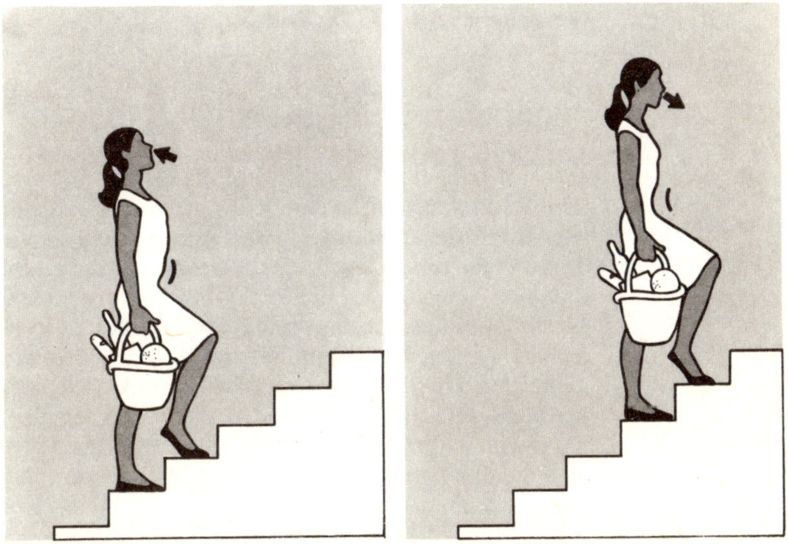

Bauchatmung im Gehen. Vor allem bei körperlichen Anstrengungen wie Dauerlauf oder Treppensteigen bewährt sich das Atmen im Rhythmus mit den Schritten. Das bringt ein Maximum an Sauerstoff und spart außerdem Kraft. Dargestellt ist hier die Blasebalgatmung im Zweier-Rhythmus.

Reicht das immer noch nicht aus, dann stellen Sie die Schrittatmung auf den Einser-Rhythmus um. Wenn beispielsweise steile Stiegen vor Ihnen liegen und Sie etliche Einkaufstaschen zu tragen haben, dann stellen Sie sich zu Beginn vor die Stiege, atmen gründlich aus und atmen dann im Einser- oder Zweier-Rhythmus ein und aus (→ Abbildung Seite 29). Die Schritte sollen langsam sein, wie bei einem Bergsteiger. Auf den ersten Schritt atmen Sie gründlich aus, auf den zweiten atmen Sie zügig ein, jedoch ohne die Einatmung zu übertreiben, weil es sonst zu Spannungen kommt und die Herzmuskelzellen geschädigt werden.

Treppensteigen kein Problem mehr

Diese Schrittatmung ist ein Wundermittel, um jede noch so steile Stiege ohne Atemnot zu bewältigen. Sie werden oben ankommen, als sei nichts geschehen, und atmen noch eine Weile im gleichen Rhythmus, bis sich der Puls beruhigt hat und die Sauerstoffschuld abgetragen ist.

Auch bei sportlichen Tätigkeiten und beim Konditionstraining, selbst nach einem Herzinfarkt, kann man die Heilwirkung des Trainings vervielfachen, wenn man sich die rhythmische Schrittatmung angewöhnt. Sauerstoff ist eben das Lebenselixier unseres Körpers und sollte stets in optimalen Mengen zur Verfügung stehen.

Blasebalgatmung

Bei jeder Gelegenheit üben

◄ **Ausatmung: 1 – 2 Schritte**
► **Einatmung: 1 – 2 Schritte**
◄ **Ausatmung: 1 – 2 Schritte**
► **Einatmung: 1 – 2 Schritte**

Volltiefatmung (maximale Sauerstoffausschöpfung der Luft)

Die Volltiefatmung ist eine Ruheatmung, die ziemlich anstrengend ist. Bei körperlicher Bewegung und Arbeit reicht sie nicht aus. In diesem Falle ist die schon beschriebene Schritt- oder Pendelatmung angebracht (→ Seite 28). Für die Volltiefatmung legen Sie sich flach hin, damit die Bauchatmung ohne Anstrengung und Verkrampfung möglich ist. Atmen Sie tief aus, indem Sie beide Hände in Nabelhöhe auf dem Bauch liegen haben. Der Bauch senkt sich und drängt das Zwerchfell nach oben in den Brustraum, so daß die Lungen von möglichst viel verbrauchter Luft befreit werden und für die Einatmung genügend leerer Raum in den Lungenbläschen entsteht. In dieser Stellung (Atempause) verharren Sie so lange, bis der Körper nach der Einatmung verlangt. Atmen Sie zügig ein, jedoch ohne Forcierung. Das Zwerchfell senkt sich nun abwärts und bewirkt, daß der Leib sich ausdehnt. Auf der Höhe der Einatmung leiten Sie nun die Luft schnell in den Brustkorb hinauf, und zwar vom Bauch in den Brustkorbraum und dann in den Schlüsselbeinraum; anschließend atmen Sie sofort

Lungen leer machen

aus. So werden sowohl die unteren Lungenteile wie auch die mittleren optimal belüftet und alle Lungenbläschen, bis auf eine kleine Anzahl in den Lungenspitzen, mit viel Frischluft versorgt. Beim Ausatmen ist es oft ratsam, mit beiden Händen einen leichten Druck auf den Bauch und somit indirekt auf das Zwerchfell auszuüben. Den gleichen Effekt erreichen Sie, wenn Sie ein Telefonbuch oder einen Sandsack auf den Bauch legen. Der Sandsack ist übrigens ein gutes Trainingsmittel für das Zwerchfell, wobei er nicht als Blockade auf dem Bauch gesehen werden darf, um dann in die Brust zu atmen, sondern als Anreiz zur Überwindung des Gewichts.

Belüftung aller Lungenteile

Die Volltiefatmung unterscheidet sich von der »normalen« Bauchatmung im Liegen dadurch, daß Sie auf der Höhe der Einatmung die Luft aus dem Bauch bewußt erst hinauf in den Brustkorb leiten, der sich »aufbläht«, und dann erst die Luft, nachdem sie auch den Schlüsselbeinraum passiert hat, ausströmen. Diese Volltiefatmung können Sie früh, mittags und abends 5 bis 10 Minuten lang durchführen. Sie erfrischt ungemein, fördert die Konzentration und erquickt, als ob Sie in einem Wald oder am Meer atmen würden. Die Sauerstoffversorgung der Gehirnzellen wird verbessert und die Konzentrationsfähigkeit gesteigert, da die Durchblutung der Hirnzellen (zentrale Steuerung des Menschen) so am ergiebigsten ist. Die Volltiefatmung kann sowohl im Liegen als auch im Stehen (→ Seite 26) und im Sitzen (Pharaositz, → Seite 25) ausgeführt werden.

Volltiefatmung

5 bis 10 Minuten lang

◄ Ausatmung: **Bauch senkt sich, Zwerchfell nach oben (auch → Lippenbremse, Seite 31)**
▬ Atempause: **Warten, bis der Atemimpuls von selbst kommt**
► Einatmung: **Zügig, ohne Forcierung**
Auf der Höhe der Einatmung Luft aus dem Bauch in Brustkorb und Schlüsselbeinraum

Ausatmung mit Lippenbremse

Die Lippenbremse ist eine Ausatmung gegen den Widerstand der Lippen. Das Wesentliche der Lippenbremse ist, daß Sie nach der Einatmung die Luft ganz, ganz langsam und gleichmäßig durch die aufeinandergedrückten Lippen ausblasen, bis die Lungen leer sind, im Prinzip so, als wollten Sie vorsichtig eine Kerze ausblasen. Menschen, bei denen die Ausatmung zu rasch und unharmonisch erfolgt, können mit Hilfe der Lippenbremse den Atemfluß harmonisieren und verlängern.

Sie legen sich flach auf den Boden (wie Bauchatmung im Liegen, → Seite 23). Nach kurzer und tiefer Einatmung lassen Sie das Gewicht eines Sandsackes (3 bis 5 kg) auf das Zwerchfell beziehungsweise den entspannten Bauch einwirken. Der eingeatmete Luftstrom wird nun in den Mund geleitet, wobei zunächst die Backen den Großteil der Luft auffangen, den Sie dann in kleinen Mengen durch die schmale Lippenöffnung ausströmen lassen. So wird eine Luftsäule in den Bronchien aufgebaut, die ein vorzeitiges Erschlaffen des Brustkorbes verhindert und eine maximale Entleerung der Lungen von verbrauchter Luft ermöglicht.

Auf diese Weise erreichen Sie eine Verlängerung der Ausatmung, die sich sehr günstig bei manchen Krankheiten (Asthma, → Seite 61, Lungenemphysem, → Seite 64) auswirkt.

Ausatemübung mit Kerze

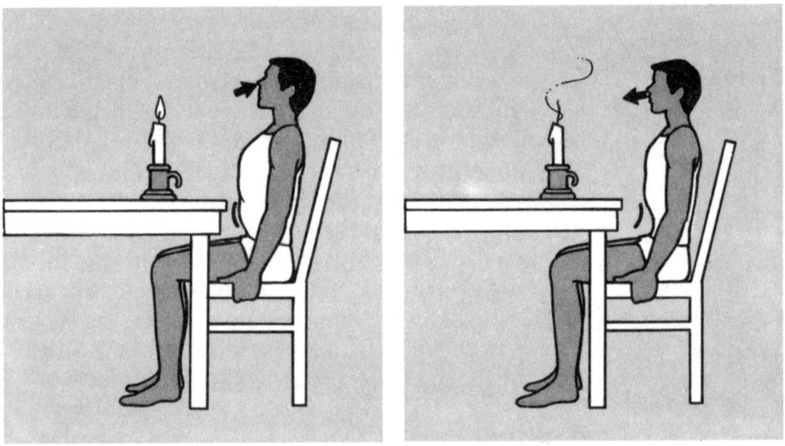

Ausatmung mit Lippenbremse kann mit fast allen in diesem Buch beschriebenen Übungen kombiniert werden. Prinzip ist die Verlängerung der Ausatemphase, wodurch es zur Beruhigung der Atmung kommt.

Erst im Liegen, dann im Sitzen und im Stehen

Die Ausatemübungen mit der Lippenbremse sollten Sie, wie bereits gesagt, möglichst im Liegen durchführen. Wenn Sie schon eine gewisse Routine haben, dann können Sie auch im Sitzen und Stehen üben. Anstelle des Sandsacks drücken Sie dann mit beiden Händen leicht auf den Bauch, um die vollständige Entspannung des Zwerchfells zu erreichen.

Halten Sie sich immer wieder vor Augen, daß die Ausatmung der wichtigste Vorgang ist und daß ihr harmonisches Fließen in 90% der Fälle schon einen wesentlichen Fortschritt bringt. Die Verlagerung des Atemschwerpunkts von der Einatmung auf die Ausatmung ergibt den größten Sauerstoffgewinn (→ Seite 15).

Ausatmung mit Lippenbremse

► **Einatmung: Kurz und tief**
◄ **Ausatmung: Luftstrom in den Mund leiten, durch leicht aufeinandergedrückte Lippen ausströmen lassen**

Unbewußt richtig atmen

Sie haben jetzt die Grundübungen gelernt, und damit ist etwas ganz Entscheidendes passiert: Das Atmen ist in die Bewußtheit gerückt, die Beschäftigung mit dem Atem ist Gegenstand Ihrer Geisteswelt geworden. Damit hat sich die Tätigkeit des Atmens über viele andere Tätigkeiten herausgehoben, und Sie werden immer häufiger bewußt atmen. Sie sitzen am Schreibtisch, plötzlich kommt der Gedanke: Wie atme ich? Sie laufen im Eiltempo an die Bushaltestelle, und es fällt Ihnen plötzlich ein: Ich könnte doch im Rhythmus mit meinen Schritten atmen! Bei immer mehr Gelegenheiten fällt Ihr Augenmerk auf Ihr Atmen, Sie kontrollieren sich immer besser. Bei vielen täglichen Arbeiten kommt automatisch der Gedanke: Atme ich richtig? Zunächst werden Sie immer wieder feststellen, daß Sie noch nicht richtig atmen. Es gehört viel Übung dazu, aus den alten schlechten Gewohnheiten herauszukommen und sich neue bessere anzugewöhnen. Haben Sie also Geduld mit sich selbst. Und üben Sie, denn dazu gibt es ja die vielen Übungen – um Ihnen immer wieder eine Stütze und Hilfe zu geben. Eines Tages aber werden Sie bei Ihrer Kontrolle feststellen: Ich habe mit dem Bauch geatmet. Das ist dann ein kleines Fest, denn es ist Ihnen gelungen, eine wichtige Lebensfunktion aus dem falschen unbewußten Vollzug herauszuführen, in die bewußte Änderung hinein und wieder in die Unbewußtheit – diesmal aber in der richtigen Weise. Das sollte das Ziel Ihrer Atemübungen immer sein: die unbewußte richtige Atmung. Über dem Ziel sollten Sie aber nicht den Weg aus dem Auge verlieren. Auch der Weg, die Übephase, bringt großen Gewinn und zudem auch Spaß, wie Sie sicher schon festgestellt haben.

Sich immer wieder beobachten

Fehler beim Üben

Kontrollieren Sie immer wieder, daß sich nicht die folgenden Fehler bei Ihren Atemübungen einschleichen:

Forcieren der Einatmung: Wenn im allgemeinen von Tiefatemübungen gesprochen wird, dann verstehen die meisten darunter, daß der Schwerpunkt auf der Einatmung liegt. Das ist aber nicht richtig. Sie nehmen damit zuviel Luft in sich auf, die zum Krampf und zu Stauungen führt. Dadurch werden die Lungenbläschen überdehnt, und die dort gefangene Luft kann nicht ausgeatmet werden. Dies ist vor allem der Fall bei ruckartig forcierter Einatmung (wie sie beim Asthmatiker häufig vorkommt). Sie sollten sich niemals mit Luft »vollpumpen«, sondern höchstens mitteltief einatmen. Es genügt schon eine kleine Menge Luft, um den Körper mit Sauerstoff zu befriedigen. Der *wichtige Akt ist die Ausatmung,* weil nur auf diese Weise die Lungenbläschen von verbrauchter Luft weitgehend befreit werden und reichlich Frischluft nachströmen kann.

Kleine Atemmenge einatmen

Mundatmung: Achten Sie darauf, daß Sie *immer durch die Nase ein- und ausatmen* (außer bei anderslautenden Anweisungen), da die Funktionen der Nase und des Zwerchfells eng zusammenhängen (→ Seite 13). Außerdem vermeiden Sie so das Eindringen von Fremdkörpern, die von den Härchen in der Nase abgehalten werden, und das Austrocknen der Schleimhäute. Das ist wichtig für Ihr Krankheitsabwehrsystem (Immunsystem).

Anspannen der Halsmuskeln und Hochstrecken des Kinns: Vor allem die Übungen im Stehen verleiten dazu, nicht nur die Wirbelsäule und die Arme zu strecken, sondern oft kommt automatisch das Kinn mit hoch, und die Halsmuskeln sind angespannt. Das ist aber falsch. Das Kinn soll sich ungefähr auf einer gedachten Linie vom Bauchnabel zur Nasenspitze befinden. Stellen Sie sich vor, Sie *tragen eine Krone.* Dann halten sie automatisch den Kopf richtig. Üben Sie ruhig einmal nur, diese Haltung wahrzunehmen, wie »königlich« Sie sich dabei fühlen, und wie frei Sie dabei im Kopf sind.

Als ob Sie eine Krone trügen

Bei Dehnungsübungen Atem anhalten: Wir neigen im allgemeinen dazu, den Atem anzuhalten, wenn wir uns anstrengen oder konzentrieren. Atmen Sie ruhig und fließend weiter, wenn Sie bemerken, daß Sie wieder in dieses alte »Verhaltensmuster« gekommen sind. Besonders bei Dehnungsübungen kommen Sie in diese Gefahr. Also denken Sie daran: *nicht die Luft anhalten!*

Gegen den Sandsack anatmen: Der Sandsack soll eine Hilfe sein, Ihren Zwerchfellmuskel zu stärken, und er ist nicht Ihr Feind. Sie müssen also nicht alle Ihre Bauchmuskeln mobilisieren, um ihn wegzudrücken. Im Gegenteil: Der Sandsack soll sich allmählich wie ein leichter Luftballon heben, wenn die Luft Ihre Lungen füllt, das Zwerchfell herunterdrückt und der Leib sich ausdehnt. Bei der Ausatmung sinkt der Sandsack tief in Ihren Bauch ein. Es soll aber nichts Schweres, Gewaltsames, sondern etwas Harmonisches und Fließendes sein, den Sandsack auf- und abzubewegen. Das ist nicht ganz einfach, deshalb kommt die spezielle Sandsack-Übung auch erst im Trainingsteil des Buches.

Begreifen Sie die Übungen nicht als Komplikation, sondern als Hilfe: Alle Atemübungen sind so angelegt, daß sie Ihnen das richtige Atmen mit der Zeit erleichtern. Gönnen Sie sich eine Lehrzeit, denn »es ist noch kein Meister vom Himmel gefallen«. Geben Sie nicht gleich auf, wenn Sie eine Übung nicht auf Anhieb beherrschen, sondern versuchen Sie es immer wieder. Es lohnt sich für Sie, aber alles braucht seine Zeit.

Haben Sie Geduld mit sich!

Ich möchte an dieser Stelle noch einmal besonders die Übenden ansprechen, die Übergewicht haben. Haben Sie Geduld mit sich, Sie werden ein bißchen länger brauchen, bis Sie die Bauchatmung schaffen! Sie müssen wohl oder übel einige Pfunde abnehmen, dann aber werden Sie große Freude an sich selbst haben (→ Seite 76).

Atemübungen für zu Hause und unterwegs

Übungen zum Auswählen

Sie kennen bisher die Grundübungen und einige Abwandlungen. Im folgenden Abschnitt finden Sie vertiefende Atemübungen, die aber alle auf der Grundlage der Atemschule basieren. Diese Übungen müssen nicht unbedingt – wie in der Atemschule – *alle* gemacht werden, sondern Sie können sich nach Lust und Laune Ihrem momentanen Bedürfnis entsprechend ein Programm zusammenstellen. Damit Sie den vollen Nutzen aus der bewußten Intensivatmung ziehen, sollten Sie sie aber täglich ohne Ausnahme durchführen. Es kommt darauf an, sich daran zu erinnern und bei jeder passenden Gelegenheit zu üben.

Auch wenn Sie sich einmal nicht recht wohl fühlen und nicht wissen, was Sie dagegen tun können – *nehmen Sie dieses Buch zur Hand und blättern Sie darin!* Sie werden sicherlich Anregungen finden, sich wieder in Schwung zu bringen. Dafür sind beispielsweise die Atemübungen für Frische und Wohlbefinden gedacht. Aber auch die Konditionsübungen haben eine erfrischende Wirkung. Ich habe die Überschriften zu den Übungen vorwiegend nur deshalb nach ihrer Hauptwirkung wie beispielsweise Frische oder Kondition unterschieden, um Ihnen eine leichtere Orientierung zu ermöglichen.

Atemhilfen durch Bewegung

Alle *Atemübungen* helfen Ihnen, die – nun hoffentlich ehemalige – Fehlatmung zu beseitigen und die richtige Bauchatmung zu trainieren. Sie sind im Grunde *Atemhilfen,* indem durch die Bewegung ein besonderer Atemimpuls entsteht, der Sie zum Einatmen bringt, ohne daß Sie vorher darüber nachgedacht haben. Ein solcher natürlicher Atemimpuls ist beispielsweise das Hochheben der Arme. In diesem Abschnitt geht es nämlich nicht mehr vorwiegend um die Bewußtwerdung Ihres Atems und Atmens, sondern zusätzlich um den *gezielten Einsatz der verschiedenen Atemphasen* (wie beispielsweise um die Verlängerung der Atempause oder des Ausatmens). Andererseits finden Sie hier Übungen, bei denen Sie eine *Atemphase mit einer bestimmten Bewegung kombinieren,* wie das oben beschriebene Hochheben der Arme mit der Einatmung. Da die Variationsmöglichkeiten sehr vielfältig sind, habe ich mich auf die wichtigsten Möglichkeiten beschränkt. Sie werden aber feststellen, daß Sie trotzdem für alle Gelegenheiten eine oder mehrere passende Übungen finden werden.

Bevor ich nun mit der Beschreibung im einzelnen beginne, möchte ich nicht versäumen, Sie nochmals auf einige wenige Punkte, die schon früher besprochen wurden, hinzuweisen.

Der wichtigste Atmungsakt ist die Ausatmung. Die Regulierung der Atmungstiefe soll also in allererster Linie über die Ausatmung und erst an zweiter Stelle über die Einatmung erfolgen.

Atmen Sie durch die Nase, sofern nichts anderes verlangt wird. Sie erleichtern so die Zwerchfellbewegungen, da zwischen Nase und Zwerchfell ein funktionelles Zusammenspiel besteht.

So könnte Ihr Tagesprogramm aussehen

Um Ihnen für den Anfang eine Anleitung zu geben, wie Sie die Atemübungen in Ihren Tag einbauen könnten, habe ich Ihnen ein Tagesprogramm zusammengestellt, das Sie aber nach Ihrem persönlichen Geschmack abwandeln können.

Morgens

Morgens vor dem Aufstehen *dehnen und räkeln* Sie sich noch im Bett nach allen Richtungen, wie Sie es auch bei Katzen gut beobachten können. Erst dann stehen Sie sachte und nicht ruckartig auf, um Ihr vegetatives Nervensystem nicht unnötig zu belasten. Eine Übung, die *das Aufstehen* erleichtert, finden Sie auf Seite 40.

Nun legen Sie das Nachtgewand ab und nehmen ein *Luftbad,* während Sie die Zähne putzen und Ihre sonstige Morgentoilette verrichten. Dieses Luftbad hat eine gute beruhigende Wirkung auf die Nerven und ist ein gutes Mittel, um sich abzuhärten. Sie müssen nur darauf achten, daß Sie unentwegt in Bewegung sind, damit Ihnen nicht kalt wird.

Als nächstes machen Sie – wenn Sie genügend Zeit haben – am offenen Fenster oder auf dem Balkon *5 Bauchatmungen im Stehen* (→ Seite 26). Danach duschen Sie sich oder waschen den ganzen Körper kalt ab. Trocknen Sie sich mit einem groben Handtuch ab, bis Ihnen wohlig warm ist und Sie sich frisch wie ein Fisch im Wasser fühlen. Anschließend kleiden Sie sich an und nehmen das Frühstück zu sich, am besten ein Müsli.

Am Arbeitsplatz sollten Sie – sofern Sie dazu eine Möglichkeit haben – das Fenster öffnen und gründlich lüften. Bei dieser Gelegenheit können Sie *Dehnungs- und Streckübungen* machen (→ Seite 45) und danach ein paar einfache Bauchatmungen im Stehen (→ Seite 26), bevor Sie mit der Arbeit beginnen.

Mittags

In der Arbeits- oder Mittagspause haben Sie vielleicht Gelegenheit, einen langsamen Dauerlauf an der frischen Luft zu machen. Laufen Sie langsam, oder traben Sie im Rhythmus mit Ihrem Atem (→ Seite 28), wie Sie es bei der *Schrittatmung* gelernt haben. Ist Ihnen aber mehr nach einer Ruhe- und Entspannungspause zumute, dann üben Sie die *Ruheatmung* (→ Seite 38) oder holen Sie sich durch Gähnen Ihre Mittagserfrischung in Form von viel neuem Sauerstoff (→ Seite 42). Sie werden über die Wirkung staunen!

Abends

Auch am Feierabend dürfen natürlich Atemübungen gemacht werden, wählen Sie aus dem Buch je nach Lust, Laune und Bedürfnis aus. Wenn Sie abends im Bett kalte Füße haben, dann machen Sie die *Wärmeübung,* die Ihre Füße in kürzester Zeit wieder warm macht.

Wenigstens sollten Sie täglich 3- bis 4mal 10 Atemübungen machen: Besser ist allerdings mehr. Vergessen Sie nicht, bei Ihrem *Waldspaziergang* die Bauchatmung im Stehen (→ Seite 26), Lufteinschnüffeln (→ Seite 41), einige Rückenstreck- und Rückenbeugeübungen (→ Seite 46) wie auch die Pendel- oder Schrittatmung (→ Seite 28) mit einzubauen.

In den Pausen

Wenn Sie eine *lange Autofahrt* machen müssen, empfehle ich Ihnen, nach 2 bis 3 Stunden eine Pause einzulegen und entweder auf einem Rastplatz oder einer Seitenstraße anzuhalten. Dort machen Sie dann 5 bis 10 Bauchatmungen im Stehen (→ Seite 26), das wird Sie erfrischen und für die Weiterfahrt stärken.

Eine Steigerung Ihres Wohlbefindens und der Konzentrationsfähigkeit erreichen Sie, wenn Sie auch während des Fahrens ab und zu die Atmung bewußt in den Bauch lenken, also bewußt in den Bauch hinein und aus dem Bauch heraus atmen. Machen Sie dabei aber lieber, wenn Sie sich auf einer sehr befahrenen Straße befinden, die Fenster Ihres Autos zu.

Jeder Mensch kennt auch verzweifelte Situationen *im Autostau,* wenn Sie nicht vor und nicht zurück können und immer mehr in Wut geraten. Machen Sie dann die bewußte Bauchatmung mit einer langen Ausatemphase mit Lippenbremse (→ Seite 31). Das wird Sie beruhigen und Ihre Nerven schonen. Sie sehen, es gibt so vielerlei Übungen, die Ihnen im Alltag hilfreich sind und außerdem Spaß machen.

Ruhe und Entspannung

Jede Muskelverspannung und -verkrampfung blockiert die Atmung. So ist zu verstehen, daß schon das Lösen von verkrampfter Muskulatur die Atemsituation verbessert. Das *Autogene Training,* die *Progressive Muskelentspannung,* die *Konzentrative Bewegungstherapie,* die *Eutonie* (→ Seite 76) und viele Methoden mehr bieten gute Möglichkeiten zur Entspannung tiefsitzender Blockaden. Aber schon allein das Geschehen-Lassen der Atmung und das innere Loslassen führen zu einem wesentlichen Nachlassen von Anspannung. Verspannungen sind immer in einem leibseelischen Zusammenhang zu sehen: Vom vegetativen Nervensystem erhalten die willkürlichen Muskeln bei Streß den Befehl, sich auf Kampf oder Flucht vorzubereiten, ganz gleich, ob es sich um körperlichen oder seelischen Streß handelt. Die Muskeln werden angespannt und – nicht gebraucht. So verharren sie in diesem Zustand, und aus der *Anspannung* wird eine *Verspannung.*

Tiefe Verspannungen lösen

Hätten Sie die bereitgestellten Kraftreserven in Anspruch genommen und beispielsweise körperlich gearbeitet oder gekämpft, wie das unsere Vorfahren gemacht haben, wäre die Spannung verbraucht worden und nicht zur Verspannung geworden. Die Verspannung können Sie lösen, indem Sie sich in einen lockeren, unverkrampften Zustand versetzen und sich erst einmal der Ruhe hingeben. Überprüfen Sie Ihre geistige Haltung, und versuchen Sie, sich innerlich loszulassen.

Ruhe-Einstellung

Phase der Einstimmung

Eine gute Hilfe bietet eine Atemübung, die Sie auch im Autogenen Training finden (→ Seite 76). Ziel dieser Übung ist der Vorgang der gelösten, ohne eigenes Zutun ablaufenden Atmung. Stellen Sie sich bitte vollkommen auf diesen Vorgang ein, indem Sie sich auf die Formeln konzentrieren:

Es atmet mich

Es atmet in mir

Durch diese Konzentration geben Sie sich im Versenkungszustand des Ruheerlebnisses dem Atmungsvorgang hin und erleben dabei ein wiegendes Auf und Ab. Sie kommen zur Ruhe, Ihr Atem wird dabei immer gleichmäßiger und langsamer. Das ist die beste Vorbereitung für die folgenden beiden Übungen.

Verlängerung der Ausatmung

Herz und Kreislauf beruhigen sich

Die eben geschilderte Einstellungsübung zur Ruhe ist eine gute Vorbereitung für diese Atmung, vor allem, wenn Sie gerade Aufregungen erlebt haben, sich im Streß befinden oder aus anderen Gründen Ihre Ruhe nicht finden können. Wenn Sie zu rasch atmen und Ihr Herz zu schnell schlägt, hat sich zur Beruhigung und Entspannung auch folgende Übung bewährt.

Sie wird auf dem Rücken liegend durchgeführt. Der Körper liegt flach auf einer Couch oder auf dem Teppich, die Nackenpartie kann eventuell durch eine leichte Nackenstütze (zusammengerolltes Handtuch) entspannt werden. Die Beine liegen locker auf, die Fußspitzen leicht nach außen. Der Mund bleibt geschlossen, weil es darauf ankommt, die Verbindung zwischen Nase und Zwerchfell herzustellen (→ Seite 13). Sie atmen erst langsam, aber gründlich aus, pressen noch mit beiden Händen leicht auf den Bauch, um so die Ausatmung so tief wie möglich zu gestalten. Dann atmen Sie ganz normal mitteltief ein, und auf der Höhe der Einatmung folgt sofort die ruhige, langsam fließende Ausatmung, die Sie durch einen leichten Händedruck auf den Bauch noch tiefer machen können. Statt der Hände bewährt sich auch ein 3 bis 5 kg schwerer Sandsack (oder ähnliches) auf dem Bauch (→ Seite 49). Nach der Einatmung folgt sofort wieder die Ausatmung durch die Nase – mit Hilfe des Druckes durch die Hände auf den Bauch – so *ruhig und fließend* wie möglich. So gelingt es, vor allem am Anfang, die Ausatmung immer harmonischer zu vollziehen, weil das

Zwerchfell lernt, sich in seinen Bewegungen dem Luftstrom anzupassen. Zunächst wird die natürliche Atempause, bis der Atem wieder von selbst kommt, immer länger; das ist ein *Zeichen der Entspannungsbedürftigkeit.* Nach einiger Zeit, wenn Ihr Organismus sich an die Ruhe gewöhnt hat, werden dann die Atempausen wieder kürzer. Ausatmung und Einatmung sollen immer nur durch die Nase erfolgen und lediglich in Ausnahmesituationen durch den Mund.

Atmen Sie Ihren Ärger weg

Diese Übung können Sie entweder als tägliche Vorsorge in Ihr Tagesprogramm einbauen, vor dem Schlafengehen oder im akuten Fall (bei Aufregung) durchführen. Atmen Sie so Ihren Ärger weg! Mit zunehmender Geduld und sich vertiefender Selbstwahrnehmung lernen Sie, besser mit sich umzugehen.

◀ Ausatmen:	**So tief wie möglich, mit den Händen oder einem Sandsack auf dem Bauch, ruhig und langsam fließend**
▬ Atempause:	**Wird allmählich immer länger, bis sie den Ruhepol erreicht**
▶ Einatmen:	**Mitteltief**

Verlängerung der natürlichen Atempause

Beim Atmen wird Energie verbraucht. In der Atempause ist das Zwerchfell in Ruhe. Deshalb kommt der Atempause, die nach der Ausatmung eintritt, allergrößte Bedeutung zu. In der Atempause kann sich das Zwerchfell erholen und frische Kräfte sammeln. Das heißt, *die Atmung erholt sich in der Atempause vom Atmen.* Deswegen wird auch von allen Atemkundigen immer darauf hingewiesen, daß die Atempause nach der Ausatmung Bestandteil des Atemholens ist, auf den man nicht verzichten darf. Hingegen ist das Atemanhalten nach maximaler Einatmung nicht günstig und sollte unterlassen werden. Auch die Methode des Yoga verlangt die Atempause nach der Ausatmung, während das Atemanhalten nach der Einatmung nur für bestimmte Ziele in Frage kommt. Für den normalen Menschen kann man dieses Atemanhalten in der »Fülle« als schädlich bezeichnen. Es muß also die Einatmung harmonisch unmittelbar in die Ausatmung einmünden, ohne Anhalten des Atems, wobei das Ausströmen der Luft ruhig erfolgt und anschließend die Atempause eintritt. Die Atempause ist der *Ausdruck einer inneren Entspannung.* Wenn Sie im Bett liegen und auf den Schlaf warten, dann können Sie durch bewußte Verlängerung der Atempause den Schlaf gewissermaßen »herbeizaubern«.

Kombinieren Sie – je nach Situation – die längst zu Ihrer zweiten Natur gewordene Bauchatmung im Liegen, Sitzen oder Stehen (→ Seite 23, 25, 26) mit einer bewußt verlängerten Atempause.

In allen Situationen

◀ Ausatmung:	**Ruhiges langsames Ausströmen**
▬ Atempause:	**Bestandteil der Ausatmung, warten so lange wie möglich**
▶ Einatmung:	**Atem kommen lassen, zügig einatmen**

Frische und Wohlbefinden

Es ist ganz erstaunlich, wie Sie mit dem geringsten Kraftaufwand und den einfachsten Mitteln eine Änderung Ihrer schlechten Verfassung erzielen können. Durch die Anregung des Körperkreislaufes und die Verstärkung der Zellatmung (innere Atmung, → Seite 13) erreichen Sie innere Spannkraft und gute Laune.

Aufwachhilfe

Wenn Sie noch nicht ganz aufgewacht sind und das Aufstehen Ihnen schwerfällt, dann können Sie folgende Übung machen (→ auch Gähnen, Seite 42). Sorgen Sie dafür, daß Sie genügend Platz haben und heben Sie im Liegen beide Arme hoch über den Kopf, wobei die Finger

Phase 1: einatmen

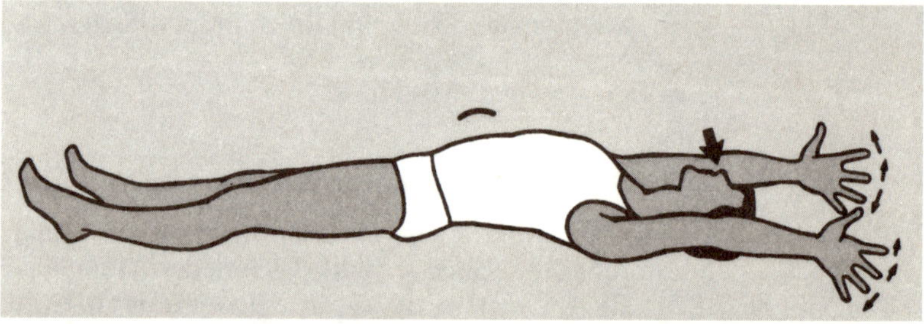

Phase 2: ausatmen

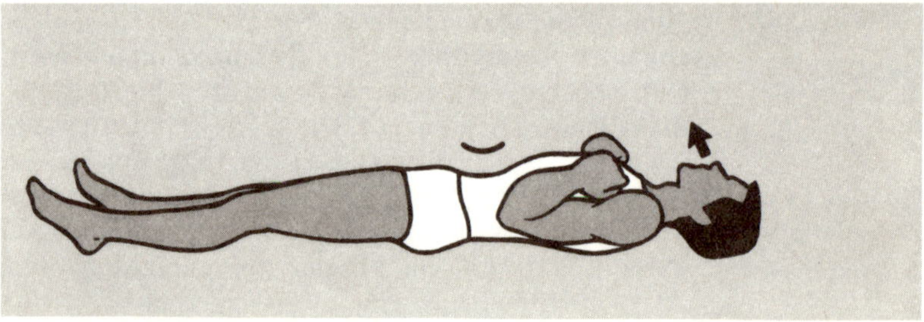

Aufwachhilfe im Liegen. Durch diese Übung kommt der Blutkreislauf morgens in Bewegung. Kombiniert mit Aus- und Einatmung wirkt diese Übung außerordentlich erfrischend. Probieren Sie es aus!

gespreizt sind. Dabei atmen Sie 8 Sekunden lang tief ein. Hier kommt es sehr darauf an, daß die Spreizung der Finger so stark wie möglich erfolgt. Strecken Sie Ihre Finger weit von sich weg, immer noch ein bißchen mehr. Stellen Sie sich vor, Sie wollten mit den Fingerspitzen an die Wand am Kopfende des Bettes gelangen. Auf der Höhe der Einatmung erfolgt dann die sofortige 8 Sekunden lange Ausatmung, wobei die Hände zu Fäusten geballt und langsam unter Anspannung der Arme und der Rückenmuskulatur an den Körper herangezogen werden. 2 bis 3 Übungen machen Sie frisch und helfen Ihnen in den Tag hinein.

2- bis 3mal morgens

► **Einatmung: Liegend die Arme hochheben und die Finger weit in den Raum hinausspreizen.**
◄ **Ausatmung: Hände zu Fäusten ballen, unter Anspannung der Rückenmuskulatur an den Körper heranziehen**

Lufteinschnüffeln

Eine gute Übung ist das »Lufteinschnüffeln«. Durch das Schnüffeln wird der Atemschwerpunkt vom Brustkasten in den Bauch verlagert. Dadurch kann die große Atemfläche unserer Lungen (etwa 100 Quadratmeter) erst richtig ausgenutzt werden. Das Schnüffeln ist eine gute Übung, um Zwerchfell und Nase miteinander in Einklang zu bringen (→ Seite 13). Immer wenn Sie in guter Luft sind, sollten Sie erst tief

Phase 1: ausatmen

Phase 2: einschnüffeln

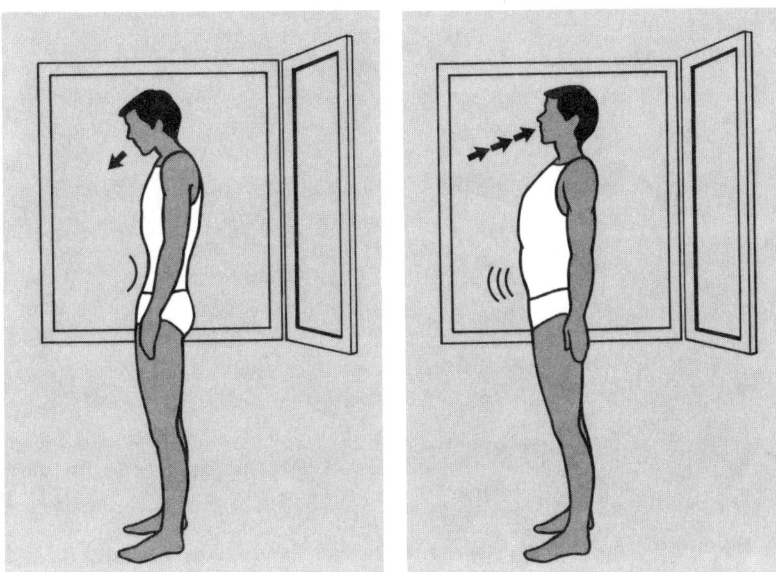

Lufteinschnüffeln ist eine schnelle Übung für »zwischendurch«. Wann immer Sie merken, daß Ihr Schwung nachläßt, machen Sie diese Atemübung.

Übung für Lust und Laune

ausatmen und dann schnüffelnd einatmen, so daß sich das Zwerchfell richtig bewegt, wobei der Bauch bei jeder Schnüffelbewegung nach vorne schnellt (→ Abbildung). Diese Übungen sollten Sie mehrmals am Tage machen, möglichst in frischer Luft, das wird Sie fröhlich stimmen.

◄ **Ausatmen: Tief ausatmen**
► **Einatmen: Schnüffelnd einatmen**

Gähnen und Lachen

Als natürliche Atemübung ist das Gähnen von großem gesundheitlichen Wert. Jeden Morgen, wenn Sie aufstehen, sollten Sie erst kurz ausatmen, dann langsam – in Gedanken bis 8 zählen – gähnend einatmen, dabei die Arme hochheben und sich so weit wie möglich recken. Anschließend atmen Sie langsam – wieder bis 8 zählen – gähnend mit weit offenem Mund aus. Dabei ballen Sie Ihre Hände zu Fäusten und ziehen die Arme maximal gebeugt fest an den Brustkorb. Den Atem lassen Sie von selbst kommen. Im Prinzip ist dies die gleiche Übung wie die »Aufwachhilfe«, nur haben Sie hier den Mund offen und gähnen.

Phase 1: einatmen

Phase 2: ausatmen

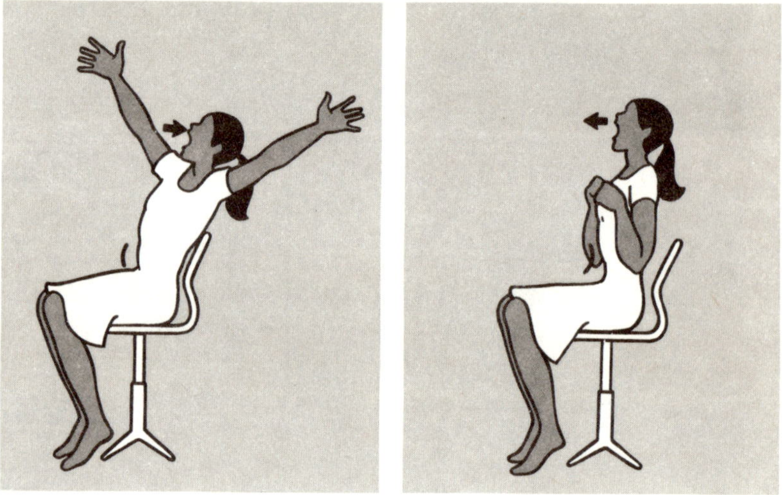

Gähnen ist zwar nicht »fein«, dafür aber außerordentlich erfrischend. Lassen Sie sich von dieser Abbildung anstecken – so beugen Sie am besten Ermüdungserscheinungen vor.

2- bis 3mal täglich

Dies sollten Sie täglich 2- bis 3mal machen. Auch tagsüber, wenn Sie längere Zeit am Schreibtisch konzentriert gearbeitet haben, sind diese Gähnübungen von höchstem Erfrischungswert und regen den ganzen Körper herrlich an. Gähnen ist das Zeichen für eine *vorübergehende Mangeldurchblutung des Gehirns,* die mit dieser Übung behoben wird (→ Abbildung).

► **Einatmen:** **Mit weit offenem Mund, die Arme hoch, so weit wie möglich recken, bis 8 zählen**

◄ **Ausatmen:** **Mit weit offenem Mund, die Hände zu Fäusten geballt, die Arme an den Brustkorb ziehen, bis 8 zählen**

So oft wie möglich

Lachen hingegen lockert das Zwerchfell. Durch die federnden Ausatem-Bewegungen beim Lachen wird das Zwerchfell locker »geschüttelt«. Lachen ist so gesund, weil dadurch *Verkrampfungen gelockert* und beseitigt werden – für das Zwerchfell eine wahre Erholung.

Warme Füße

Immer wenn die Füße kalt sind

Das Prinzip ist hier die maximale Streckung der Füße und Beine. Sie setzen sich auf einen bequemen Stuhl, ziehen die Schuhe aus und strecken die Zehen und Beine ganz stark von sich weg. Spreizen Sie die Zehen auseinander, und strecken Sie sie immer noch ein bißchen mehr. Atmen Sie dabei langsam und tief aus (→ Abbildung). Diese maximale Streckung sollen Sie 8 Sekunden lang beibehalten. Anschließend atmen Sie 8 Sekunden lang mitteltief ein und nehmen dabei die Füße wieder in Gehstellung zurück. Schütteln Sie anschließend die Füße und Beine kurz aus, um einem eventuellen Krampf entgegenzuwirken. Diese Übung macht warme Füße.

Phase 1: ausatmen

Phase 2: einatmen

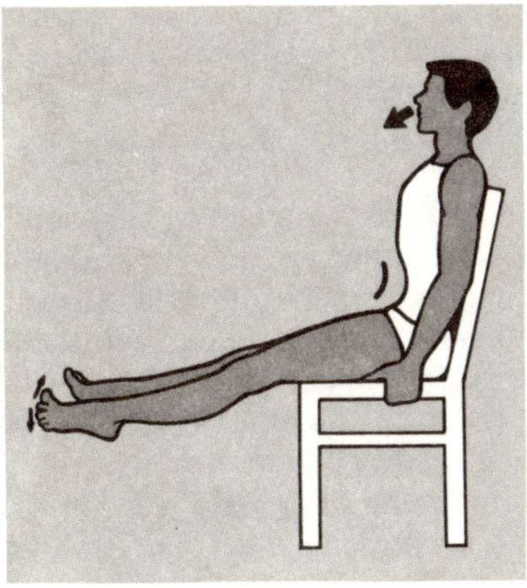

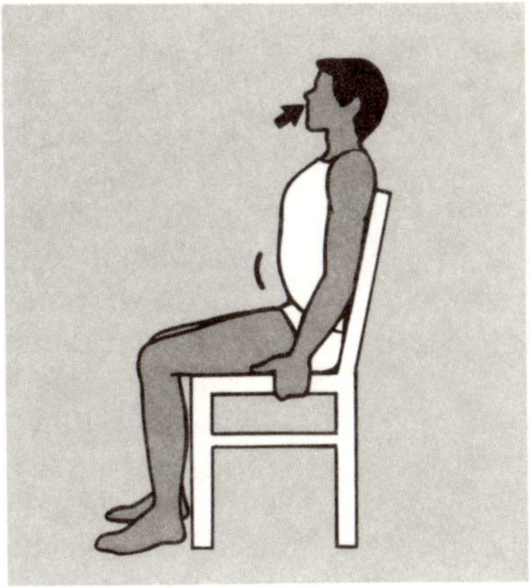

Warme Füße sind das A und O des Wohlbefindens. Diese Streckübung können Sie auch abends im Bett machen, wenn Sie nicht einschlafen können, weil Sie kalte Füße haben.

◄ Ausatmung: Füße und Zehen 8 Sekunden strecken, dabei ausatmen
► Einatmung: Füße wieder zurück und dabei 8 Sekunden mitteltief einatmen

Schön und entspannt sein

Die Schönheit des Menschen hängt nicht allein von der körperlichen Beschaffenheit ab, sondern auch vom seelischen Zustand. Wir treffen häufig Menschen, die zwar eine nahezu perfekte Schönheit haben, die aber trotzdem nicht anziehend wirken, weil ihnen die innere Schönheit und Wärme abgeht. Die Gedanken, die das Innere beherrschen, drükken sich besonders in den Augen und in den Gesichtszügen aus. Geist und Körper haben eine enge Beziehung miteinander.

Es ist der Geist, der sich den Körper baut. So ist es zu verstehen, daß geistige und seelische Verspannungen ihre Entsprechung im Äußeren finden beispielsweise in der verkrampften Muskulatur oder auch einem finsteren Gesichtsausdruck. Die Atmung ist dabei die Vermittlerin zwischen geistig-seelischem und körperlichem Geschehen. Die Griechen haben sogar den Sitz der Seele in das Zwerchfell, den wichtigsten Atemmuskel, gelegt. Zwerchfell, Geist und Seele haben im Griechischen denselben Namen. Auch die lateinische Sprache hat keine unterschiedlichen Bezeichnungen für Atem und Geist; für beide wird das Wort »spiritus« verwendet. Das ist ein Zeichen dafür, daß die enge Verbindung zwischen Atem und geistig-seelischen Vorgängen schon lange bekannt ist.

Die Kraft der Gedanken

Wenn wir diese Erkenntnis in die Praxis umsetzen wollen, dann ergeben sich für uns viele Möglichkeiten, die allesamt das gleiche Ziel haben: inneres Loslassen in Verbindung mit guten Gedanken. Gedanken der Güte, Liebe und Hilfsbereitschaft verschönern Ihr Gesicht und Ihre Augen. Stellen Sie sich besonders während Ihrer Atemübungen auf Liebe und Mitgefühl zu Ihren Mitmenschen ein, Sie werden Liebe und Sympathie ernten.

Mit diesen *positiven Gedanken* machen Sie Atemübungen, die Ihnen helfen werden, Anspannungen und Verkrampfungen zu lösen. Tun Sie das unbedingt dort, wo Sie gute und sauerstoffreiche Luft zur Verfügung haben. Das Atmen von reiner Luft ist ein Lebenselixier ersten Ranges. Wie Sie bei Nahrungsmitteln vorsichtig und wählerisch sind, so sollten Sie es auch bei der Qualität des Sauerstoffs sein.

Legen Sie sich flach auf den Boden. Verfolgen Sie, wie der Atem kommt und geht, kommt und geht, wie das ewige Meer. Entspannen Sie Ihre Gesichtszüge, kommen Sie mit dem Atem zur Ruhe. Machen Sie die Bauchatmung; atmen Sie bewußt schlechte Gedanken aus und Heiterkeit und gute Gedanken ein. Ihre Mund-Kiefer-Partie ist locker, Ihre Backen sind weich, und Ihre Zähne liegen aufeinander und sind nicht gepreßt. Atmen Sie ganz so, wie »es Sie atmet«. Gängeln Sie nicht, achten Sie aber auf die Ausatmung, die länger und intensiver sein soll als die Einatmung. Erst muß das Schlechte hinaus, dann kann das Gute hinein.

Verspannung lösen

Wollen Sie noch ein Weiteres tun, dann legen Sie sich während der Atemübung ein feuchtwarmes Kräutertuch (zum Beispiel mit Kamille getränkt) aufs Gesicht, das wird helfen, die Gesichtszüge zu lösen.

Wenn Sie das eine Weile, etwa 5 bis 10 Minuten, täglich machen, wird die heitere und liebevolle Grundhaltung ebenso zu Ihrer Natur werden, wie es hoffentlich schon die Bauchatmung geworden ist. Sie werden lernen, Gelassenheit und Fröhlichkeit auszustrahlen, das macht Sie schön und anziehend.

»Wer sich mit Luft ernährt, leuchtet wie ein Gott und lebt lange.« (Konfuzius)

Geistig leistungsfähiger

Das Atemanhalten wird von den Yogis dazu benützt, um die Atmung und vor allem den Herzpuls zu verlangsamen. Mit Hilfe des Atemanhaltens in der Fülle und in der Leere können Puls- und Atemrhythmus bis auf 4 bis 6 Atemzüge und 40 bis 60 Pulsfrequenz pro Minute sinken. (Vergleichen Sie dazu Seite 51.) Die große praktische Bedeutung dieser Senkung unseres Atem- und Herzrhythmus besteht darin, daß sie die Gehirnwellen verlangsamen und die Leistung des Geistes erhöhen. Je *langsamer die Körperrhythmen* ablaufen, um so *leistungsfähiger wird der Geist.* Das ist eines der tiefen Geheimnisse der Yogis, wie ihnen die Herrschaft über den eigenen Körper allmählich gelingt. Durch ständige Übung und Wiederholung werden diese langsamen Rhythmen gefestigt und die Konzentrationsfähigkeit im gleichen Maße gefördert. Auch die Musik wirkt ähnlich auf den Menschen, indem sie die psychophysischen Rhythmen (das sind Herzschlag, Gehirnwellen, Rhythmus der inneren Organe und Atemrhythmus) verlangsamt. Vor allem trifft dies für beruhigende klassische Musik zu, wie beispielsweise die Kleine Nachtmusik von Mozart oder ähnliches. Streß und Angst, die das Lernen verhindern können, verschwinden durch eine tiefe seelische Entspannung und Auflockerung.

Senkung der Körperrhythmen

Wie machen Sie das? Sie hören eine für Sie schöne und entspannende Musik, legen sich flach auf den Boden oder eine Unterlage und geben sich der Ruhe hin. Kommen Sie in einen tiefen inneren Ruhezustand, wie ich ihn schon bei der Ruhe-Einstellung (→ Seite 38) beschrieben habe. Atmen Sie dann mit verlängerter Atempause (→ Seite 39), bis Sie zu einem ganz langsamen Rhythmus gekommen sind. Versenken Sie sich in die Musik, und geben Sie sich dem Atmen hin. Wenn Sie völlig ruhig geworden sind, nehmen Sie Ihren Lernstoff langsam auf. Lernen Sie konzentriert, und lassen Sie den Stoff tief in Ihr Bewußtsein eindringen. Eine verlangsamte Stoffdarbietung kann beim Lernen spektakuläre Erfolge bringen, weil Sie in der Entspannung geistig hellwach und aufnahmefähig sind. Lernen Sie, solange der Zustand der Ruhe anhält, und wiederholen Sie dann die Prozedur. Sie werden feststellen, daß die Phasen Ihrer geistigen Leistungsfähigkeit immer länger und intensiver werden.

Sich dem Lernstoff öffnen

Konditionsverbesserung

Das Prinzip dieser Übungen beruht auf der *maximalen Dehnung, Spreizung und Beugung,* ohne dabei wesentliche Kraftanstrengung ins Spiel zu bringen. Das höchste Maß an Wohlbefinden, Gesundheitsgefühl und Kondition tritt dann ein, wenn die Übungen exakt und dynamisch durchgeführt werden. Zum Beispiel die *Spreizung der Finger:* Es genügt nicht, die Finger zu spreizen, sondern es muß maximal geschehen. Hilfreich ist die Vorstellung, Sie wollten mit den Fingerspitzen bis zur gegenüberliegenden Wand gelangen (→ auch Aufwachhilfe im Liegen, Seite 40). Sie müssen ununterbrochen volle 6 bis 10 Sekunden lang den Nervenimpuls in die Spreizmuskeln fließen lassen, das heißt, die Spreizung muß maximal erfolgen, und die ganze Zeit über müssen Sie versuchen, noch ein bißchen mehr und noch ein bißchen *mehr und*

Impuls 6 bis 10 Sekunden

noch einmal mehr die Finger zu spreizen. Dann spüren Sie, wie das Blut und die Nervenimpulse den ganzen Arm beleben. Um die Wirkung noch zusätzlich zu steigern, *konzentrieren Sie sich geistig* auf die Bewegung und stellen sich vor, daß der Nervenimpuls wie ein elektrischer Strom vom Gehirn in die Gliedmaßen fließt und alles belebt. Das gleiche gilt auch für die *Dehnung und für die Beugung.*

Konzentration auf die Bewegung

Auf diese Weise können Sie mit diesen auf den ersten Blick recht primitiv und einfach erscheinenden Übungen ein Maximum an Wohlbefinden erzielen. Strecken ist das Wundermittel, mit dem alle katzenartigen Tiere ihre Kondition und Geschmeidigkeit erhalten und immer wieder neu herstellen. Mit Hilfe dieser Streckübungen machen sich die Katzen wieder fit. Damit die Streckung ihren vollen gesundheitlichen Wert ergibt, ist es nötig, daß sie 6 bis 10 Sekunden durchgehalten wird.

Streckung des Rückens

In aufrechter Körperhaltung, mit leicht gespreizten Beinen, werden die Rückenmuskeln maximal gespannt, wobei der Kopf hoch aufgerichtet und leicht nach rückwärts geführt wird (→ Abbildung). Die beiden Arme sind nach abwärts gerichtet, die Hände zu Fäusten geballt. Arme und Beine sind ebenfalls angespannt. Nun atmen Sie langsam tief mit Lippenbremse (→ Seite 31) aus, halten aber den Atem

Phase 1: lang ausatmen

Phase 2: kurz einatmen

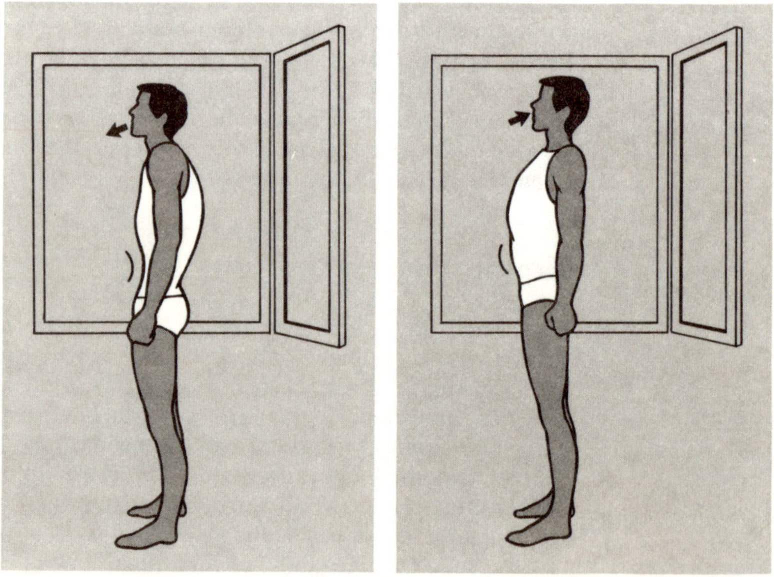

Streckung des Rückens. Ein Katzenbuckel ist bei dieser Übung erwünscht. Achten Sie darauf, daß Sie Ihr Kinn dabei nicht anheben – der Kopf ist lotrecht über der Wirbelsäule, die Halsmuskeln sind entspannt.

keineswegs an. Diese Stellung müssen Sie insgesamt 8 Sekunden lang beibehalten. Wenn Sie diese Übung richtig machen, dann macht Ihre Wirbelsäule beim Ausatmen einen leichten Bogen nach hinten, und am Ende der Ausatmung sind alle Rückenmuskeln, Bein- und Armmuskeln immer noch maximal angespannt.

»Katzenbuckel«

Dann atmen Sie mitteltief ein und lassen dabei die Anspannung nach.

Die einzelnen Streckübungen müssen *langsam und bewußt* durchgeführt werden und *8 Sekunden* dauern, dann werden Sie den vollen Gewinn bald fühlen in Form eines erhöhten Kraft- und Wohlbefindens. Wenn es möglich ist, sollten Sie in der Frühe 2 bis 3 Übungen machen.

2- bis 3mal morgens

◄ **Ausatmung: Rücken, Arme, Beine gespannt, Hände zu Fäusten geballt, 8 Sekunden gegen Widerstand der Lippen ausatmen**

► **Einatmung: Kurz und mitteltief**

Diese Übung ist *den Katzen abgeschaut.* Die Katze streckt sich zuerst total und wird dabei unglaublich lang. Anschließend macht sie einen Katzenbuckel, wobei sie die Wirbelsäule in entgegengesetzter Richtung bewegt.

Beugen des Rückens

Nachdem Sie die Streckübungen des Rückens beendet haben, lockern Sie alle Muskeln durch leichtes Schlackern der Arme und Beine.

Sie stehen wieder aufrecht, mit leicht auseinandergestellten Beinen, die Arme zeigen nach unten, dann spreizen Sie die Finger beider Hände so stark wie möglich, wobei Sie immer wieder versuchen müssen, sie noch ein bißchen mehr zu spreizen, bis Sie das Gefühl haben, daß es nicht weiter möglich ist (→ Abbildung Seite 48). Atmen Sie ruhig und zügig mitteltief ein, und führen Sie dabei die Arme nach vorne und nach oben, wobei Sie am besten bis 8 zählen. Dann beugen Sie sich mit geradem Rücken langsam nach unten, die Arme noch gestreckt, atmen gleichmäßig bis 8 ganz aus und versuchen, mit den Händen den Boden zu berühren. Wenn Sie nicht ganz bis zum Boden hinunterreichen, ist das keineswegs schlimm, wichtig ist nur, daß Sie die Arme und Hände gestreckt halten. Nach einer kurzen Atempause richten Sie sich wieder mit geradem Rücken auf und atmen dabei kurz und mitteltief ein. Gehen Sie sofort über in die Streckung der Arme. Achten Sie darauf, daß Sie *kein Hohlkreuz* machen und die *Halsmuskeln entspannt* bleiben (→ Seite 34). Diese Übung sollten Sie 3- bis 4mal am Tag durchführen; sie hat eine belebende Wirkung auf das Nervensystem und macht die Wirbelsäule geschmeidig.

Belebende Wirkung

Lockern Sie anschließend Ihre Muskeln wieder, und machen Sie einige Bauchatmungen im Stehen (→ Seite 26).

Phase 1 und 2:
Einatmung

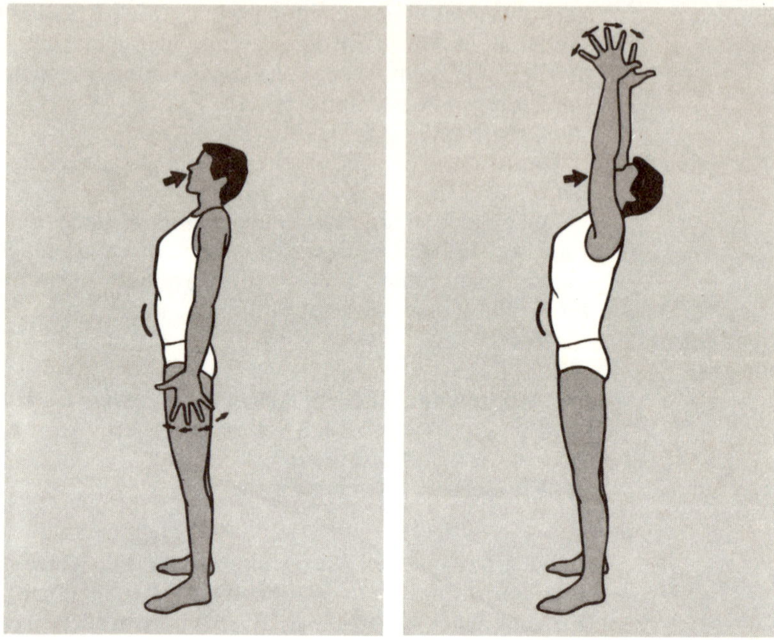

Phase 3 und 4:
Ausatmung

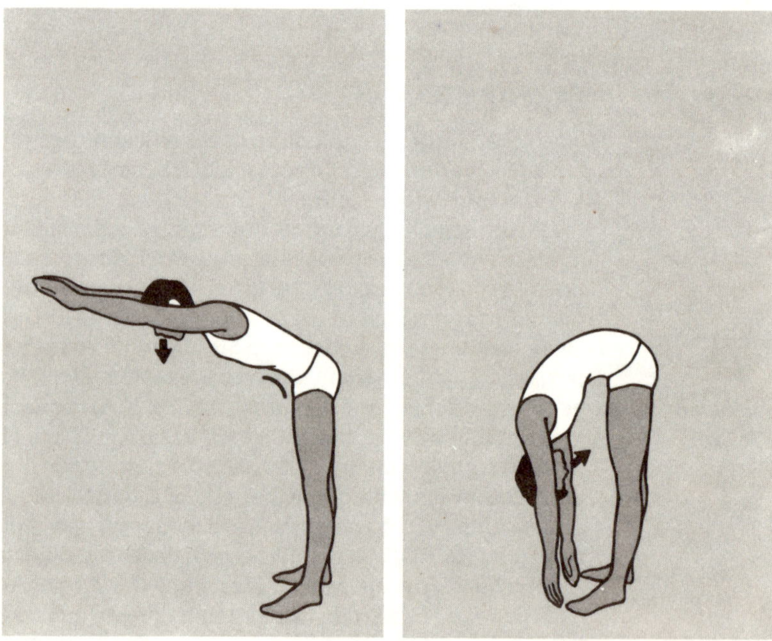

Beugen des Rückens. Wer seine Kondition verbessern will, sollte diese Übung mehrmals am Tag machen. Durch die Kombination von Spreizen, Dehnen und Beugen erreichen Sie ein Maximum an Trainingswirkung.

3- bis 4mal täglich

► **Einatmung:** **Arme zeigen nach unten, Finger stark spreizen, zügig mitteltief 8 Sekunden lang einatmen, dabei Arme nach vorne und oben führen**

◄ **Ausatmung:** **8 Sekunden lang ausatmen, dabei mit gestreckten Armen nach unten beugen**

Spezielles Zwerchfell- und Bauchmuskeltraining

Ich habe bereits erwähnt, daß der wichtigste Atemmuskel das Zwerchfell ist, ein Muskel, den wir mit unserem Willen steuern können, der normalerweise aber automatisch funktioniert (→ Seite 11). Wie jeder Muskel kann er *kräftiger oder schwächer* ausgebildet sein, und demgemäß fallen die Atemzüge tiefer oder oberflächlicher aus. Ein systematisches Training dieses Muskels kann uns große Vorteile bringen. Je beweglicher der Atemmuskel »Zwerchfell« ist, desto tiefer wird die Atmung; zudem wirken seine Bewegungen wie ein gewaltiges Rührwerk, das die Gefäße (Aorta) und auch die inneren Organe rhythmisch massiert (→ Seite 17), beziehungsweise ihre diversen Funktionen unterstützt, wie zum Beispiel Füllung, Leerung und Peristaltik.

Organmassage durch das Zwerchfell

Allerdings ist bei dicken Menschen das Zwerchfell durch die *Fettansammlungen* so behindert, daß es sich kaum noch genügend bewegen kann. Bei anderen Leuten ist es oft nur unvollkommen entwickelt, was dann zu einer oberflächlichen Atmung führt (→ Seite 17). Hier müssen Sie zuerst die *Hindernisse beseitigen,* das heißt, ein dicker Bauch muß weg. Es braucht nicht gleich das Normalgewicht (Normalgewicht = so viele Kilogramm wie Zentimeter über 100 cm Körpergröße plus – minus 10% Toleranz) sein, es genügt oft schon, 3 bis 5 Kilogramm loszuwerden.

Übergewichtige haben's schwerer

Unterschätzen Sie den Einfluß, den zuviel Körperfett hat, keinesfalls! Wundern Sie sich bitte auch nicht, wenn die Atemübungen am Anfang einer Diät oder Fastenkur nicht so recht gelingen wollen. Das Zwerchfell muß sich erst langsam wieder an die ungewohnte Arbeit gewöhnen und reagiert vielleicht zunächst nur schwer. Geben Sie nicht auf, sondern bleiben Sie »dran«. Dann hat das Zwerchfell wieder genügend Spielraum, um sich bewegen zu können und durch entsprechende Übungen wieder aktiv zu werden. Es gibt zwei einfache Übungen, die uns eine Kräftigung des Zwerchfells ermöglichen: das Atmen mit dem Sandsack und das Bauchschnellen.

Übung mit dem Telefonbuch (Sandsack). Zu dieser Übung, die besonders geeignet ist, benötigen Sie einen 3 bis 5 kg schweren Sandsack oder ein Buch. Legen Sie sich auf den Rücken mit einem kleinen Kopfkissen im Nacken und einer kleinen Rolle in der Kniekehle, um sich vollkommen zu entspannen. Das Gewicht legen Sie auf den Bauch und atmen gründlich aus (→ Abbildung, Seite 50). Helfen Sie durch Drücken auf den Sandsack mit der Ausatmung nach, so daß das Zwerchfell gezwungen wird, eine weite Bewegung nach oben in den Brustkorb zu machen. Dadurch werden die Lungen ausgepreßt und

von verbrauchter Luft befreit. Nach einer kleinen Atempause atmen Sie ruhig wieder ein, wodurch sich der Bauch mit dem Sandsack wieder hebt. Die Einatmung sollte so tief wie nur möglich erfolgen, weil diese Übung den Sinn hat, das *Zwerchfell wieder mobil* zu machen.
Nach dem Einatmen atmen Sie durch die Nase wieder aus und lassen den Sandsack, der scheinbar zunächst immer schwerer wird, das Zwerchfell hinein in den Brustraum nach oben drücken.

Phase 1: ausatmen

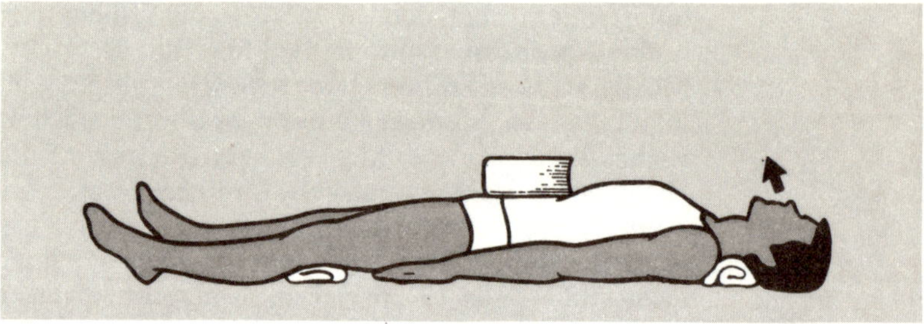

Phase 2: einatmen

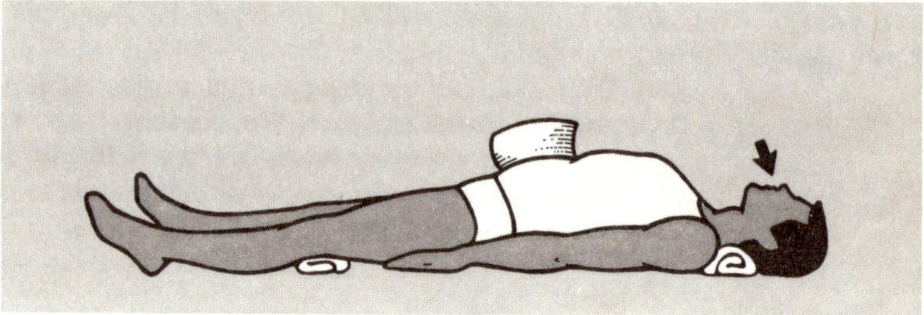

Übung mit dem Telefonbuch (oder dem Sandsack). Bei dieser Übung kommt es darauf an, das Gewicht nicht hauptsächlich mit Hilfe der Bauchmuskeln zu bewegen. Sie werden feststellen, daß sich das Gewicht des Buches oder des Sandsackes im Laufe der Übung scheinbar verändert.

Führen Sie die Übung 2- bis 3mal täglich durch, in der Frühe nach dem Aufwachen und am Abend vor dem Einschlafen. 10 bis 15 Übungen genügen, vorausgesetzt, daß Sie sie regelmäßig durchführen. Sie werden bald überrascht sein, daß das Gewicht des Sandsackes, das am Anfang als ziemlich schwer empfunden wurde, immer leichter wird und keine Mühe mehr beim Heben bereitet. Achten Sie aber bitte darauf, daß Sie den *Sandsack als Übungshilfe,* die Ihnen eine tiefere Wahrnehmung in Ihrem Bauchraum ermöglicht, benutzen. Falsch wäre es, das Gewicht mit Ihren Bauchmuskeln hochzudrücken.

2- bis 3mal täglich 10 bis 15 Übungen

◄ **Ausatmung: Liegend mit Sandsack, Sandsack sinkt ein**
▬ **Atempause**
► **Einatmung: So tief wie möglich in den Bauch, Sandsack hebt sich**

Bauchschnellen. Das Bauchschnellen, das sich vor allem auch bei chronischer Stuhlverstopfung (→ Seite 73) als sehr nützlich erweist, sollten Sie im Liegen durchführen. Nach einer tiefen Ausatmung folgt sofort ein rascher, tiefer Atemzug, der den Bauch herausschnellen läßt. Wenn Sie diese Übung lange genug trainiert haben, können Sie sie auch im Stehen ausführen. Dieses Bauchschnellen, das Sie mehrere Male am Tage machen können, bringt Bewegung in den Leib und in die Lungen. Die *Organe werden angeregt,* besser durchblutet und damit zu einer besseren Funktion gebracht. Zur Erinnerung: Atmen Sie auch bei dieser Übung durch die Nase ein und aus!

Mehrmals täglich

◄ **Ausatmen: Tief ausatmen**
► **Einatmung: Rasch und tief einatmen, der Bauch schnellt hoch**

Rhythmische Schrittatmung beim Sport (langsamer Dauerlauf, schnelles Wandern, Radfahren, Schiwandern, Schwimmen)

Körperliche Bewegung regt die Herz- und Atemtätigkeit an und sorgt dafür, daß in unserem Körper das Blut besser fließt, der Stoffwechsel intensiver abläuft und insgesamt der Körper auf Hochtouren arbeitet. Stauungen können nicht auftreten oder werden beseitigt, die Muskeln kontrahieren kräftig und sorgen für einen regen Stoffwechsel. Der Mensch ist von Natur nun einmal als ein »Lauftier« angelegt, das heißt, *unser Körper braucht die Bewegung,* damit alle anderen Funktionen regelrecht ablaufen können. Im Gegensatz zum Hochleistungssport hat das Konditionstraining die Aufgabe, unsere *Ausdauer* zu vergrößern und uns widerstandsfähiger gegen Belastungen zu machen. Das nützlichste Konditionstraining ist der *langsame Dauerlauf* oder das *rasche Wandern,* 5 bis 8 Kilometer pro Stunde. Herz, Atmung und Kreislauf werden dadurch angeregt und gekräftigt. An zweiter Stelle rangiert, im Hinblick auf den Nutzen für den Körper, das *Radfahren,* dann das *Schiwandern* und schließlich das *Schwimmen.*

Für Herz und Kreislauf

Manche werden sich wundern, daß Tennis nicht unter diesem Konditionstraining angeführt ist. Beim Tennisspielen wird der Körper auf höchste Touren gebracht, Herz, Kreislauf und Atmung werden aber immer nur für kurze Zeit kräftig in Anspruch genommen. Beim Konditionstraining jedoch kommt es darauf an, daß eine Dauerleistung auf einem erhöhten Pulsniveau erbracht wird, und zwar mindestens 6 bis 10 Minuten lang. Wird diese Mindestzeit eingehalten, dann kommt es zu einem nachhaltigen Trainingseffekt, und die Organe (vor allem das Herz), Atmung und Kreislauf, werden kräftig stimuliert.

Ohne körperliche Belastung beträgt der Puls etwa 60 bis 80 Schläge pro Minute. Beim Konditionstraining soll er 180 Pulsschläge pro Minute minus Lebensalter betragen, aber nicht übersteigen.

Pulsniveau für Konditionstraining: 6 bis 10 Minuten lang 180 Pulsschläge minus Lebensalter. Dann kommt der beste Trainingserfolg zustande. Ein 20jähriger soll also eine Pulszahl von 180 minus 20 =

160 erreichen, und ein 50jähriger soll die Pulszahl 180 minus 50 = 130 erreichen beziehungsweise nicht übersteigen.

Wie können Sie Ihre Pulszahl feststellen? Am einfachsten durch Zählen; wenn Sie es komfortabler wollen, mit Hilfe eines kleinen Gerätes.

Messen Sie Ihren Puls

Zum Pulszählen brauchen Sie eine Uhr, möglichst mit zentralem Sekundenzeiger. Den Puls fühlen Sie während der Belastung am besten an der linken oder rechten Halsseite. Das müssen Sie ein wenig üben, damit Sie die richtige Stelle gleich finden.

Haben Sie sich zur Verbesserung Ihrer Kondition für langsamen Dauerlauf entschieden, dann lenken Sie die Atmung beim Laufen so, daß Sie im rhythmischen Takt gemäß Ihrem Tempo 1 – 2 – 3 Schritte ausatmen und dann sofort die gleiche Zahl an Schritten, 1 – 2 – 3 einatmen (Pendelatmung → Seite 28). Ist die Belastung größer, dann atmen Sie nur 2 Schritte aus und wieder sofort 2 Schritte ein. Es kommt darauf an, dem Körper genügend Sauerstoff zuzuführen. Wenn Sie den richtigen Rhythmus gefunden haben, dann läuft die Atmung leicht im Takt ab, und Sie werden überrascht sein, um wieviel *leichter die Belastung* wird. Die Ausatmung muß sofort nach der Einatmung ohne Anhalten des Atems erfolgen. Es kommt erst gar nicht zu Kurzatmigkeit, sondern der Körper wird optimal mit Sauerstoff versorgt. Bei sehr großer Belastung (beispielsweise beim schnellen Dauerlauf) schalten Sie den Einser-Rhythmus ein, wie es auf Seite 30 beschrieben ist. Sobald die größte Belastung vorbei ist, können Sie dann zurückgehen in den Zweier-Rhythmus beziehungsweise in den Dreier- und eventuell in den Vierer-Rhythmus. Denken Sie auch daran, durch die Nase aus- und einzuatmen und nur in Ausnahmefällen (bei extrem warmem Wetter) kurzfristig die Luft durch den Mund einzuholen.

Rhythmisches Konditionstraining

Nach großen körperlichen Anstrengungen haben manche Menschen eine große Erleichterung, wenn sie beim *Ausatmen die Lippenbremse* (→ Seite 31) einsetzen. Leiten Sie die Luft in den Mund, wobei es zur Ausstülpung der Wangen kommt, und atmen Sie dann durch die aufeinandergepreßten Lippen langsam aus. Auf diese Weise beruhigen sich Atmung und Herz sehr schnell, und Sie können wieder normal durch die Nase aus- und einatmen. Wenn Sie sogar wieder das Bedürfnis nach einer Atempause (→ Seite 39) nach der Ausatmung haben, ist das ein Zeichen dafür, daß Sie wieder in den Zustand der Ruhe kommen.

Ob Radfahren, Schiwandern, Schwimmen, es gilt immer das gleiche Prinzip: Bringen Sie die Bewegung mit dem Atem in Einklang – *so sparen Sie Kraft* und schöpfen den eingeatmeten Sauerstoff maximal aus.

Atemtherapie bei Erkrankungen und Beschwerden

Selbstheilungskräfte werden gestärkt

Aus den bisherigen Ausführungen ist Ihnen sicher verständlich geworden, daß Sie durch die richtige Atmung und regelmäßiges Atemtraining *Störungen Ihrer Gesundheit vermeiden* können. Durch die bessere äußere und innere Atmung (→ Seite 13) ist so der »Nährboden« für eine Reihe von Krankheiten nicht mehr gegeben. Sie stärken durch Atemübungen auch Ihr Immunsystem, das heißt Ihre körpereigene Krankheitsabwehr, und so erkranken Sie wesentlich seltener an manchen Infektionskrankheiten wie Schnupfen und Grippe.

Durch gezielte Atemübungen können Sie jedoch nicht nur Krankheiten vermeiden, sondern sogar *heilend beeinflussen.* Je nach dem zugrundeliegenden Leiden, wie beispielsweise Erkältungskrankheiten, Durchblutungsstörungen oder auch Verdauungsbeschwerden, eignen sich bestimmte Übungen besonders gut zur Therapie. Um auch hier therapiebegleitend Ihre körpereigene Krankheitsabwehr zu stärken, habe ich außer den heilenden Atemübungen teilweise auch noch *alte Hausmittel* wie Tees oder Wasseranwendungen empfohlen, da meist zur Gesundung ein ganzes Bündel von Maßnahmen notwendig ist. Am Ende eines jeden Abschnittes über die jeweilige Krankheit oder das Beschwerdebild finden Sie auf eine zusammenfassende Übersicht: Die *Sofortmaßnahmen* sind Hinweise auf das, was Sie gleich tun können. In den meisten Fällen werden Sie hier keine Atemübungen finden, da sie im Krankheitsfall eher schädlich als nützlich sind. Als *Dauermaßnahmen* tragen Atemübungen bei einer gesundheitsfördernden Lebensweise entscheidend zur Heilung und zur Vorbeugung bei.

Ihr Arzt muß entscheiden!

Wichtig: Bei den beschriebenen Erkrankungen ist ärztliche Behandlung unabdingbar. Vor Anwendung der vorgeschlagenen Sofort- und Dauermaßnahmen muß der Arzt befragt werden!

Erkältungskrankheiten

Schnupfen und Erkältungen sind Entzündungen der Schleimhäute der Atemwege und in der überwiegenden Zahl durch ein Virus bedingt. Es gibt eine ganze Menge verschiedener Viren, die Schnupfen, Erkältungen und Grippe erzeugen. Die Voraussetzung ist aber immer eine für die Viren günstige Angriffslage, das heißt geschwächte eigene Körperabwehr des Menschen. Die Eintrittspforte der Viren ist immer der *Nasen-Rachen-Raum*, deswegen müssen Sie trachten, nur durch die Nase zu atmen, weil die Härchen in der Nase Fremdkörper abhalten (→ Seite 13). Die Fremdkörper werden durch die Nasenschleimhaut zunächst gebunden und dann durch das Schneuzen hinausbefördert. Die *Atmung* soll sich also *immer durch die Nase* vollziehen. Ich muß auch erwähnen, daß nur durch die Nasenatmung das Zwerchfell richtig gesteuert wird, während das durch die Mundatmung nicht ausreichend möglich ist. Die Nasenatmung steuert also die Zwerchfellatmung, reinigt die eingeatmete Luft von Fremdkörpern, befeuchtet und erwärmt sie. Wenn Sie zum Beispiel die Luft »einschnüffeln« (→ Seite 41), dann können Sie die Bewegungen des Zwerchfells besonders gut spüren.

Fremdkörpern den Eintritt verwehren

Schnupfen

Der Schnupfen ist eine entzündliche Erkrankung der Nasenschleimhaut, die Nase bedarf also einer besonderen Pflege. Achten Sie daher darauf, wie vorher schon beschrieben, daß Sie immer durch die Nase *atmen können.* Das mag, wenn Sie gerade Schnupfen haben, leichter gesagt als getan sein. Lassen Sie sich *abschwellende Nasentropfen* verschreiben, wenn die Nase »verstopft« ist. Dann verhindern die Flimmerhärchen in der Nase das Eindringen weiterer und womöglich schlimmerer Viren.

Einmal am Tag, besser jedoch öfter, sollten Sie lauwarmes bis kühles Wasser, in das Sie einen bis zwei Teelöffel Kochsalz gegeben haben, in die Nase ziehen und damit die Nase spülen. Nachher blasen Sie das Wasser wieder aus. Diese *Nasenreinigung* führen Sie am besten abends vor dem Schlafengehen und morgens nach dem Aufstehen durch. Das ist besser als Schneuzen, durch das ein Überdruck im Nasen-Rachen-Raum entsteht und die Krankheitserreger in die Nasennebenhöhlen gepreßt werden. So kommt es dort leicht zu Erkrankungen. Wenn Sie unbedingt schneuzen müssen, dann versuchen Sie, dabei jeweils ein Nasenloch etwas offenzuhalten, damit der Überdruck nach außen abgehen kann.

Statt Schneuzen: Nasenspülung

Wenn Sie nicht allzulange mit der Behandlung warten, können Sie meist drohende Nebenhöhlenentzündungen und Mittelohrentzündungen, vor allem bei Kindern, verhüten. Sehr gut bewähren sich dabei *Inhalationen* mit Kamillentee oder schleimlösende Medikamente. Damit die heilenden Dämpfe bis in die Nebenhöhlen gelangen, sollten Sie die Nase vorher frei machen (abschwellende Nasentropfen), damit die Öffnungen nicht verstopft bleiben und die Sekrete abfließen können.

Oft können Sie eine gerade beginnende Infektion noch einmal abwenden, wenn Sie ein *heißes Fußbad* nehmen. Warme Füße bedeuten eine gute Durchblutung der Nasenschleimhaut, kalte Füße erhöhen die Anfälligkeit gegen Infektionen. Das heiße Fußbad kann sehr gut helfen, muß aber richtig gemacht werden (Anweisung → Seite 56).

Sofortmaßnahmen bei Schnupfen:
- Nasenatmung
- Nasenspülung mit Wasser und Kochsalz
- Inhalationen mit Kamillentee
- Heißes Fußbad

Dauermaßnahmen gegen Schnupfen:
- Nasenatmung
- Tägliches Atemübungsprogramm (→ Seite 36)
- Immunitätstraining (→ Seite 58)
- Kaltes Abwaschen (→ Seite 56)
- Luftbad (→ Seite 58).

Grippe und Infektionen der Atemwege

Grippe ist eine Virusinfektion der Atemwege, an der in unseren Breiten fast jeder ein- bis zweimal im Jahr erkrankt. Sie können noch so sehr aufpassen, es erwischt Sie einfach. Schuld daran ist die Tatsache, daß die Viruserkrankungen von Mensch zu Mensch übertragen werden. Jede Virusinfektion ist ein Schrittmacher von weiteren Krankheiten (wie beispielsweise Lungenentzündung und Asthma). Erst besteht

Warme Füße – gute Durchblutung

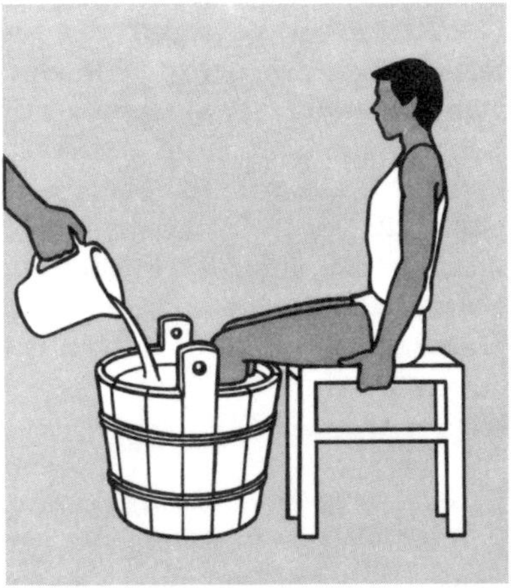

Heiße Fußbäder bei beginnendem Krankheitsgefühl tun oft »Wunder«. Warme Füße sind gleichbedeutend mit guter Durchblutung von Hals- und Rachenschleimhaut.

ein fieberfreies katarrhalisches (das heißt entzündliches) Stadium, und hinterher kommt dann die zusätzliche Infektion mit Bakterien, und zwar nicht durch einen Erreger allein, sondern durch mehrere – nämlich eine Mischinfektion. In diesem Moment nimmt das Krankheitsgefühl zu, Sie bekommen Fieber, Frösteln, Kratzen im Hals, rauhe Stimme und ähnliches mehr. Wenn Sie diese Symptome frühzeitig wahrnehmen, können Sie sich oft dadurch helfen, daß Sie am Abend vor dem Schlafengehen ein *heißes Fußbad* nehmen.

Wehren Sie den Anfängen

Dazu benutzen Sie einen Eimer oder ein Wasserschaff, in dem das Wasser nicht ganz bis unter die Knie reicht. Sie fangen das Bad mit heißem Wasser (so heiß wie möglich, etwa 40 bis 42° C) an und gießen dann vorsichtig noch heißes Wasser zu, bis das Wasserniveau unter die Knie reicht. Das Ganze soll eine halbe Stunde dauern. Selbstverständlich müssen Sie so angezogen sein, daß Ihr Körper nicht unterkühlt wird. Die Wirkung eines solchen heißen Fußbades ist so enorm, daß oft eine drohende Grippe gar nicht erst zum Ausbruch kommt. Es ist eine alte Erfahrungstatsache, daß warme Füße gleichbedeutend sind mit einer guten Durchblutung der Hals- und Rachenschleimhaut.

Wollen Sie noch ein Weiteres tun, so können Sie nach dem heißen Fußbad noch ein Grippemittel nehmen. Haben Sie außerdem noch Halsschmerzen, dann ist ein *Halswickel* zusätzlich von günstiger Wirkung. Dazu nehmen Sie ein dünnes Tuch, das Sie in Wasser tauchen, und zwar bei Vorhandensein von Fieber in kaltes und ohne Fieber in heißes Wasser. Das Tuch wickeln Sie um den Hals, darüber einen Schal und lassen es etwa eine Stunde dort. Durch diese Prozedur werden alle Abwehrkräfte des Körpers mobilisiert.

Kneipp-Brustwickel und heißer Tee

Das war die erste Stufe einer Behandlung, die Sie am Beginn einer Erkrankung der Atemwege vornehmen können. Die zweite Stufe besteht in einer intensiven Schwitzprozedur mit Hilfe eines *Kneipp-Brustwickels* (genaue Anweisung → Seite 59) und *viel heißem Tee* (→ Seite 57) sowie, wenn erforderlich, der Einnahme eines Grippemittels nach Vorschrift. Wenn gleichzeitig eine Infektion mit Bakterien vorhanden ist, was Sie daran erkennen, daß Sie hohes Fieber haben, dann ist es nötig, den Arzt hinzuzuziehen, der Ihnen dann entsprechende Medikamente verordnen wird. Auch bei eitriger Bronchitis, eitriger Nebenhöhlenentzündung, Mittelohrentzündung, Angina sollten Sie auf jeden Fall die Hilfe des Arztes in Anspruch nehmen.
Sofortmaßnahmen → Bronchitis, Seite 58
Dauermaßnahmen → Bronchitis, Seite 58

Bronchitis

Bronchitis ist eine *Mischinfektion der Bronchien,* die sehr häufig vorkommt. Nahezu alle Fälle von »grippalem Infekt« schließen auch eine akute Bronchitis mit ein. Es ist sogar so, daß der Schwerpunkt der Erkrankung auf der Bronchitis liegt, weil aus der anfänglichen Viruserkrankung eine bakterielle Infektion der oberen, mittleren und tiefen Atemwege geworden ist.

Die Diagnose der Bronchitis stellt der Arzt aus der Anamnese (Krankengeschichte) und dem Auskultationsbefund (Abhorchen der Lunge). Die Krankheitssymptome sind Husten, der manchmal auch ganz trocken und schmerzhaft sein kann, dann Auswurf, der gelblich bis grün ist und anzeigt, daß eine bakterielle Infektion stattgefunden hat, ferner Atembeschwerden und Fieber.

Von vielen Patienten, aber auch von Ärzten, wird die Bronchitis oft nicht ganz ernst genommen. Sie sind der Meinung, daß ein *schleimlösendes Mittel* vollkommen ausreicht, um die Krankheit zu heilen. Tatsache ist aber, daß bei jeder Bronchitis, wenn sie länger dauert, die Bronchialschleimhaut und die Flimmerhärchen teilweise zerstört werden, so daß dann eine Stelle entsteht, über die der Schleimfilm nicht darüber kann und es nur mit Hustenstößen gelingt, den Auswurf hinauszubefördern.

Husten darf nicht chronisch werden

Chronischer Husten kommt auch vor bei starken Rauchern, bei denen auch die Flimmerhärchen erst gelähmt und dann beschädigt werden. Auch im Kindesalter ist eine Bronchitis sehr unangenehm, und durch den Husten kann es zu einem Nabel- und Leistenbruch kommen, neben den anderen Folgen für die Schleimhaut der Bronchien. Durch zu häufiges Husten wird der Reinigungsmechanismus der Lunge geschädigt, und oft wird dadurch schon im Kindesalter der Grundstein für eine chronische Bronchitis und auch für Asthma (→ Seite 61) und Emphysem (→ Seite 64) gelegt.

Das wichtigste Prinzip, das Sie beachten müssen, ist eine *restlose Ausheilung jeder Bronchitis,* auch der leichtesten. Solange der Schleim noch gelb oder grünlich oder schmutziggrau ist, ist die Bronchitis nicht ausgeheilt. Die Verwendung der vom Arzt verschriebenen Medikamente ist so lange eiserne Pflicht, bis das Sputum (Auswurf) weiß wird.

Nach der Ausheilung ist der Schleim weiß

Wenn Sie zu den Menschen gehören, die an einer erhöhten Krankheitsempfindlichkeit der Bronchien leiden, müssen Sie sehr vorsichtig sein und jede Schädigung der Bronchialschleimhaut durch schlechte rauchige Luft, durch Reizgase und Staub vermeiden. Sie sollten ganz besonders das Immunitätstraining durchführen, wie ich es im nächsten Abschnitt beschreibe, und Ihre *körpereigene Abwehr stärken.*

Heute gibt es auch schon die Möglichkeit der medizinisch wirksamen *Tiefeninhalation* mit entsprechenden Heimgeräten. Die Investition für den Ankauf eines solchen Gerätes macht sich hundertfach bezahlt bei entsprechender Benützung. Am besten ist die einfache Inhalation von Wasserdampf, der mit Kochsalz angereichert ist beziehungsweise mit Dampf von Kamillen-Tee. Auch ein *Bronchial-Tee* über längere Zeit ist zu empfehlen.

Die Teemischung besteht aus: Alantwurzel 20 Gramm, Thymiankraut 15 Gramm, Lungenkraut 10 Gramm, Schlüsselblumenwurzel 5 Gramm; 1–2 Teelöffel der Mischung mit 1/4 Liter kaltem Wasser ansetzen, langsam zum Sieden bringen, etwa 1/2 Minute sieden lassen, abseihen, mit Honig gesüßt 2- bis 4mal täglich eine Tasse Tee schluckweise trinken.

Sofortmaßnahmen bei Grippe und Bronchitis:

- Heißes Fußbad (→ Seite 56)
- Halswickel (→ Seite 56)
- Schwitzkur – Kneipp-Brustwickel (→ Seite 59)
- Grippemittel
- Bei Fieber Arzt hinzuziehen

Dauermaßnahmen bei Grippe und Bronchitis:

- Immunitätstraining (→ Seite 58)
- Ausatemübungen (→ Seite 38)
- Tägliches Atemübungsprogramm (→ Seite 36)
- Alle Maßnahmen bis zum völligen Ausheilen der Krankheit

Immunitätstraining

Oftmals erkranken Sie im Winter nur deswegen, weil Ihre Abwehrkräfte zu schwach sind. Durch schlechte Luft und unsachgemäße Bekleidung haben Sie sich öfter nacheinander erkältet und so eine Menge der Antikörper verloren. Das müssen Sie wieder wettmachen, indem Sie dafür sorgen, daß sich *neue Antikörper bilden* und Sie Ihren Körper systematisch abhärten. Mit Hilfe der Abhärtung werden die Blutgefäße des Körpers trainiert, um auf Zug und Abkühlung rasch und ausreichend reagieren zu können. Der Körper muß also die *Durchblutung an der infektgefährdeten Stelle erhöhen.* Geschieht diese Umstellung rasch und in ausreichendem Maße, dann sind Sie gut abgehärtet.

Abwehrkräfte des Körpers stärken

Ein bewährtes Abhärtungsmittel, das ein jeder zur Verfügung hat, ist das *Luftbad.* In der Frühe, nach dem Aufstehen, ziehen Sie sich nackt aus und verrichten so Ihre Morgentoilette, wie ich es schon im Trainingsprogramm für jeden Tag beschrieben habe (→ Seite 36). Dann machen Sie noch einige Atemübungen nach Ihrer Wahl, beispielsweise Streck- und Beugeübungen (→ Seite 46), und anschließend ziehen Sie sich an und frühstücken. Wesentlich ist, daß Sie während des Luftbades nicht frieren oder Kälteschauer haben. In diesem Fall müßten Sie das Luftbad sofort abbrechen. Der berühmte Amerikaner *Benjamin Franklin* hat sich mit dieser Methode bis ins hohe Alter gesund erhalten.

Ein ebenfalls sehr probates Mittel, um die Blutgefäße zu trainieren und die Haut zu aktivieren, ist die *Trockenbürstenmassage* nach dem Duschen. Sie bürsten erst die Arme und dann die Beine, hinterher Brust, Bauch und Rücken. Wesentlich ist, daß Sie die Striche immer in Herzrichtung durchführen. Diese Übung verlangt nur wenig Zeit und bringt reichen Gewinn.

Ausatmen der Krankheitskeime

Alle *Atemübungen* in frischer Luft können die Immunitätslage günstig beeinflussen und drohende Infektionen abwehren. Vor allem, wenn Sie mit vielen Menschen zu tun haben und die Gefahr der Infektion groß ist, sollten Sie mehrmals am Tag *ganz tief ausatmen,* ein paarmal hintereinander, um die Bakterien und Viren beziehungsweise

Krankheitserreger der eingeatmeten Luft wieder aus den Bronchien zu entfernen. Machen Sie diese Atemübung bitte unbedingt im Freien oder vor dem geöffneten Fenster (→ Abbildung).

Atemübung in frischer Luft

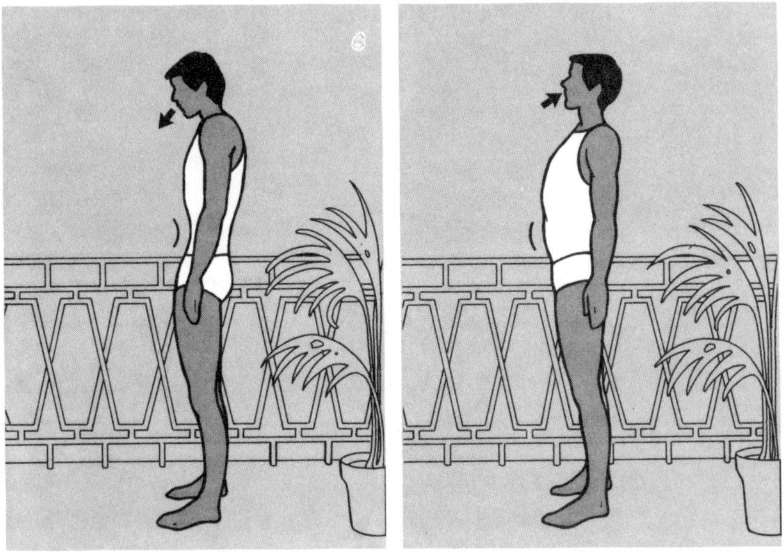

Atemübungen in frischer Luft, regelmäßig durchgeführt, verbessern die Immunitätslage des Körpers und wehren drohende Infektionen ab. Durch gründliche Ausatmung werden die eingeatmeten Krankheitserreger und Schmutzteile aus den Bronchien entfernt.

Aufbau nach der Einnahme von Medikamenten

Wenn Sie aber bereits krank und mit einer Eiterung der Mandeln oder einer eitrigen Bronchitis zum Arzt gegangen sind, erhalten Sie meist ein Sulfonamid, Penicillin oder Antibiotikum. Damit wird die bakterielle Infektion beherrscht, und in kurzer Zeit werden Sie wieder gesund. Wie alles im Leben, hat aber auch diese Vorgangsweise eine nachteilige Wirkung: Durch die *rasche Unterdrückung* der Infektion kommt der Körper nicht dazu, Abwehrstoffe gegen Krankheitserreger zu bilden, das heißt, die Immunitätslage wird verschlechtert. Es geht also jetzt darum, wie Sie Ihre Immunitätslage wieder verbessern. Das können Sie beispielsweise durch einen *Brustwickel* machen (→ Abbildung Seite 60).

Bei hohem Fieber soll der Brustwickel kalt sein und so lange am Körper belassen werden, bis der Schweiß rinnt und das Fieber sinkt (bei Kältegefühl muß er entfernt werden).

Eine reine Wolldecke wird so ausgebreitet, daß sie beim Zusammenlegen Hals, Arme und Brustkorb bedecken kann. Auf die Wolldecke kommt ein breites Frottierhandtuch, das der Breite des Brustkorbs entspricht. Als letztes kommt ein dünnes Handtuch, das in kaltes Wasser getaucht und fest ausgewrungen wird. Der Patient legt sich

Schwitzen ist wichtig

zurück, und nun werden erst das nasse Handtuch, dann das Frottiertuch so übereinandergeschlagen, daß Brust und Rücken straff umwickelt sind. Die Arme werden dann seitwärts angelegt und mit der Wolldecke abschließend ebenfalls straff umwickelt. Wichtig ist, daß der Wickel überall fest anliegt, damit der Patient mächtig ins Schwitzen kommt und die Temperatur zu sinken beginnt.

So wird der Brustwickel gemacht

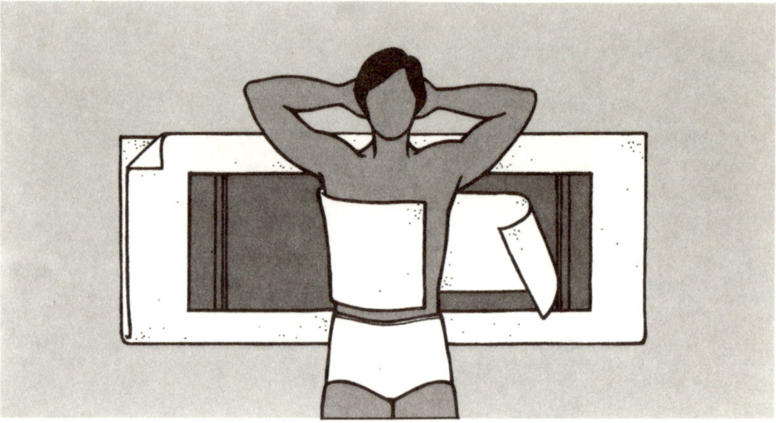

Brustwickel mobilisieren die Abwehrkräfte Ihres Körpers. Durch Schwitzen wird künstlich Fieber erzeugt.

Flüssigkeitsverlust ausgleichen

Ist die Körpertemperatur besonders hoch, etwa 39 bis 40° C, dann empfiehlt es sich, zusätzlich noch ein Grippemittel zu nehmen. Ferner ist es von entscheidender Bedeutung, daß Sie vor Anlegung des Wickels und auch während des Wickels sehr viel heißen Tee zu trinken bekommen, und zwar soviel wie möglich, so heiß wie möglich und so schnell wie möglich. Oft sind ein bis drei Liter gerade das richtige. Sie verlieren sowieso durch das Schwitzen ein bis zwei Liter Flüssigkeit. Als Getränk kommen ein dünner russischer Tee, Lindenblüten-Tee, auch Kamillen-Tee in Frage, je nachdem, was Sie bevorzugen.

Haben Sie kein Fieber, dann machen Sie einen *heißen* Brustwickel – nach dem gleichen Prinzip wie oben beschrieben –, so heiß, daß die Temperatur gerade noch erträglich ist und die Haut krebsrot wird. Der Wickel sollte ein bis zwei Stunden behalten werden, sofern nicht ein Kältegefühl aufkommt. Auch dabei – viel trinken!

Fieber – so auf natürliche Weise erzeugt – ist ein mächtiges Mittel, um *alle Abwehrstoffe Ihres Körpers zu mobilisieren* und neue bereitzustellen. Bei einer erhöhten Infektanfälligkeit ist es außerdem notwendig, diese durch zusätzliches *Vitamin A und D* zu vermindern. Vitamin A ist das sogenannte Epithelschutzvitamin, das die Schleimhaut widerstandsfähig gegen Infektionen macht. Im natürlichen Lebertran findet man beide Vitamine in ausreichender Menge, doch wird Lebertran heute in reiner Form kaum noch verschrieben. In gewissen Präpa-

Dazu noch Vitamine

raten (in Vitaminpräparaten für Kleinkinder) ist Lebertran zwar vorhanden, aber nicht in ausreichender Menge. Deshalb sollten Sie darauf achten, Ihrem Körper besonders im Winter genügend Vitamin A und D zuzuführen. Im Sommer hingegen wird der Bedarf meist durch die Sonne (Vitamin D) und durch Milch (Vitamin A) gedeckt (→ Seite 20).

Sofortmaßnahmen zur Stärkung der körpereigenen Krankheitsabwehr:
- Brustwickel (heiß oder kalt)
- Heißer Tee (soviel, so heiß, so schnell wie möglich)
- Weitere Maßnahmen wie bei Grippe (→ Seite 58)

Dauermaßnahmen zur Stärkung der körpereigenen Krankheitsabwehr:
- Luftbad (→ Seite 36)
- Trockenbürstenmassage (→ Seite 58)
- Tägliches Atemübungsprogramm (→ Seite 36)
- Vitamin-A- und Vitamin-D-Gaben
- Aufenthalt am Meer (→ Seite 20)

Asthma

Bronchialasthma ist eine Störung der Ausatmung, die auf einer krampfhaften Verengung der Luftwege beruht. Ursache dieser Atemwegs-Verengung (Atemwegs-Obstruktion) ist eine Überempfindlichkeit des Bronchialsystems, die unterschiedliche Gründe haben kann.

Zweifellos hat die Asthmakrankheit häufig eine *allergische Ursache,* vor allem im Kindesalter, in vielen Fällen steht sie aber auch mit *Atemwegsinfektionen* in Zusammenhang. Außerdem treten Asthma-Anfälle, wiederum vorwiegend bei Kindern, bei *körperlicher Anstrengung* auf. Warum das so ist, ist bisher noch ein ungelöstes Rätsel.

Vorbeugung: Immunitätstraining

Wahrscheinlich kommt die Asthmakrankheit deshalb bei Kindern so häufig vor, weil der Reinigungsmechanismus des Atemapparates (→ Seite 18) noch nicht richtig ausgebildet ist. Die Bronchien und Bronchiolen sind im Kindesalter oft zu eng, um sich von selber reinigen zu können. Kinder, die dauernd in reiner, frischer Luft sind, erkranken seltener an Atemwegsinfektionen als Großstadtkinder. Aber auch die Atemwege Erwachsener sind oft nicht mehr in der Lage, sich selbst zu reinigen.

Wie sieht das Krankheitsbild aus? Durch häufige Erkältungskrankheiten, die nicht ganz auskuriert wurden, und durch Allergene, auf die ich noch zu sprechen komme, wurde die Schleimhaut der Atemwege allmählich gegen bestimmte Fremdkörper überempfindlich. Die Schleimhaut, die die Aufgabe hat, Fremdkörper und Schleim hinauszutransportieren, reagiert mit einer *Schwellung,* wobei sich gleichzeitig die kleinen Bronchien und Bronchiolen verkrampfen (Bronchospasmus). Auch der Schleim in den Bronchien wird zäh und dick und löst sich nur noch schwer von der Schleimhaut. Die kleinen Öffnungen der Bronchien werden dadurch verstellt, und der Betroffene hat das Gefühl, nicht genügend Luft zu bekommen. Durch das krampfhafte Zusammenpressen der ohnehin verengten Atemwege entsteht dann ein *Atemstau:* Die Luft kann nicht mehr entweichen, da die Einatmung und Ausatmung über den gleichen Weg erfolgen.

Die Atemluft staut sich in der Lunge, der Patient glaubt aber, immer mehr Luft einatmen zu müssen. In Wirklichkeit ist aber das Problem die *Ausatmung,* die *ohne Muskelkraft* vonstatten geht.

Theoretisch verschwindet der Asthma-Anfall, wenn es dem Patienten gelingt, die Luft ruhig und sanft auszuatmen und die Luftwege wieder vom Schleim zu befreien. Da aber gerade das *ruhige Ausatmen* beim Asthma-Anfall nahezu unmöglich scheint, ist es von größter Bedeutung, daß der Asthmatiker die Zwerchfellatmung lernt. Er muß den »langen Atem« systematisch trainieren und die Atempause vergrößern. Wenn er die Ausatmung vollkommen in den Griff bekommen hat, dann verliert er allmählich die Angst vor dem Asthma-Anfall. Bei den kleinsten Anzeichen von Angst sollte er sofort mit einer ruhigen, gleichmäßigen, sanften und tiefen Ausatmung einsetzen. Nach einer gewissen Zeit der Übung allein und auch mit einer erfahrenen Atemtherapeutin kann ein Asthmatiker auf diese Weise lernen, seine Atemtechnik zu verbessern.

Bei Angst vor dem Anfall: Ruheatmung

Bei rein allergischem Asthma (betrifft nur etwa 10% der Asthmaerkrankungen bei Erwachsenen), läßt sich in den meisten Fällen feststellen, durch welche *Allergene* die Asthma-Anfälle ausgelöst werden. Oft sind es Pollen, Katzenhaare oder Staubmilben, gegen die Asthmatiker allergisch sind und die aus ihrer Umgebung entfernt werden müssen. Beim heutigen Stande unserer Medizin kann man für jeden Patienten einen individuellen, auf ihn passenden Impfstoff erzeugen, der vom Hausarzt in wöchentlichen Abständen in immer höherer Dosierung so lange gespritzt wird, bis der Körper sich an ihn gewöhnt hat und nicht mehr allergisch darauf reagiert. Entscheidend ist aber auch in diesem Falle die Erlernung einer ruhigen und entspannten Ausatmung, die Sie durch regelmäßige Atemübungen und Zwerchfelltraining (→ Seite 49) erreichen können.

Übung zur Vorbeugung: Am besten beginnen Sie im Liegen mit einem Sandsack auf dem Bauch. Nachdem Sie gründlich ausgeatmet und eine kleine Atempause gemacht haben, atmen Sie normal bis mitteltief ein. Auf der Höhe der Einatmung beginnen Sie sofort mit der Ausatmung und lassen den Atem in die Atempause ausfließen. Dann kommt wieder eine leicht- bis mitteltiefe Einatmung, und wieder sofort die Ausatmung mit Pause.

3mal täglich 10 Übungen

Diese Übung machen Sie 10mal und wiederholen sie täglich mindestens 3mal. Wichtig ist, wie gesagt, daß die Einatmung jeweils nur klein- bis mitteltief erfolgt und die Ausatmung stark betont wird. Auf diese Weise verlegen Sie den Schwerpunkt Ihrer Atmung systematisch von der Einatmung auf die Ausatmung und können so Ihre Atmung besser beeinflussen.

Ausatmung mit Lippenbremse

Übung für den Asthma-Anfall: Wenn Sie spüren, daß ein Anfall eintreten könnte, dann müssen Sie erst einmal langsam *gegen die aufeinandergedrückten Lippen ausatmen.* Achten Sie darauf, daß Sie genügend Lippenwiderstand (→ Seite 31) bieten. Es kommt darauf an, durch das Blasen gegen den Lippenwiderstand mit Hilfe der Luftsäule die Bronchiolen und Alveolen offenzuhalten beziehungsweise aufzumachen, damit die Luft, die dort eingefangen ist, entweichen kann. Dann erst dürfen Sie *durch die Nase maximal bis mitteltief einatmen* und sofort wieder mit Hilfe der Lippenbremse ausatmen. In dem Maße, in dem es Ihnen gelingt, die Ausatmung durchzuführen, löst sich allmählich der Bronchialkrampf, und der Anfall verschwindet. Wie mit Ihrem Arzt besprochen, nehmen Sie in so einem Fall 2 bis 3 Atemzüge aus Dosier-Aerosol, um damit zusätzlich auch auf chemischem Wege die Bronchiolen zu erweitern.

Atemtherapie als Lebenshilfe

Es ist wohl klar, daß Sie als Asthmatiker besonders die *Pflege des Atemapparates* beherzigen sollen. Dazu gehört auch, daß Sie nicht rauchen: Zigarettenrauch lähmt die Flimmerhärchen und verhindert dadurch die normale Reinigung der Bronchien. Das wirkt begünstigend für Asthma-Anfälle.

Wenn Sie das Prinzip des Asthma verstanden haben, ist es Ihnen sicher auch klar, weshalb eine gute Atemtechnik so wichtig ist. Machen Sie diese Atemübungen zu Ihrer »zweiten Natur«! Vergessen Sie nicht, daß die Behandlung des Asthma in ärztliche Obhut gehört, die nicht durch meine Hinweise ersetzt werden kann. Meine Vorschläge können aber die ärztliche Therapie sinnvoll ergänzen.

Sofortmaßnahmen bei (drohendem) Asthma-Anfall:

- Bei den ersten Zeichen eines nahenden Anfalls sofort ausatmen mit Betätigung der Lippenbremse
- Danach einen mitteltiefen Zug aus dem Dosier-Aerosol nehmen
- Jetzt die zweite tiefe *Ausatmung* machen
- Nun folgt der zweite mitteltiefe Einatemzug aus dem Aerosol
- Atmung mit Lippenbremse fortsetzen, bis der Anfall verschwunden ist.

Dauermaßnahmen gegen Asthma-Anfälle:

- Förderung des Auswurfs durch schleimlösende Mittel (Hustensäfte)
- Entspannungs- und Ausatemübungen (→ Seite 37)
- Atemtraining durch Sandsackübungen, bis die Bauchatmung zur zweiten Natur wird (Zwerchfellübungen, → Seite 49)
- Pflege des Atemapparates und Rauchverzicht
- Aufbau einer guten Immunitätslage (→ Seite 58)

Lungenemphysem

Unter Emphysem verstehen wir einen vermehrten Luftgehalt der Lunge infolge Schwund von Lungengewebe. Ein Leitsymptom dieser Krankheit ist die Atemnot bei körperlicher Belastung. Das Lungenemphysem kommt als eigenständige Krankheit vor, oder es ist die Folge einer langjährigen Bronchitis. Auch ein Asthmapatient kann nach Jahren oder Jahrzehnten als Folgekrankheit ein Emphysem bekommen.

Die Bewegungen des Zwerchfells sind nur noch so minimal, daß es für den Patienten beispielsweise unmöglich ist, eine Kerze aus einer geringen Entfernung auszublasen. Der Zwerchfellmuskel befindet sich in ständiger Einatemstellung, er geht kaum noch auf und ab. Die einzige Möglichkeit, die Atmung halbwegs ausreichend zu gestalten, ist der Versuch einer *ruhigen und fließenden Ausatmung*.

Kleine Bewegungen einüben

Da, wie gesagt, das Zwerchfell fast stillsteht, müssen Sie versuchen, es durch ruhige, fließende Ausatmungsübungen wieder zu mobilisieren. Die Ausatmung muß gegen einen *leichten Widerstand* erfolgen, damit die Bronchialwege offenbleiben und es nicht zu einem Zusammenfallen der Bronchiolen (Bronchiolen-Kollaps) kommt.

»Trick«: den Atem auspfeifen

Diesen Widerstand bilden Sie dadurch, daß Sie die Lippen spitzen und leicht zusammenpressen, wobei Sie den Atem nur langsam und ruhig ausblasen (Lippenbremse, → Seite 31). Auf diese Weise verhindern Sie einen Bronchiolen-Kollaps, der sonst die Ausatmung erschweren oder unmöglich machen würde. Vielleicht sind Sie ja selbst schon auf diesen Trick gekommen und pfeifen sozusagen den Atem durch die Lippen aus. Das systematische Üben dieser Ausatmung – und zwar mehrmals am Tage – kann Ihnen große Hilfe bringen.

Sehr wichtig ist auch das Erlernen des *richtigen Abhustens:* Sie atmen zuerst tief ein und gleich anschließend halb aus, dann husten Sie mit kurzen Stößen den Rest der Luft aus, um den Schleim herauszubefördern. Wenn Sie gleich nach dem Einatmen aushusten würden, würde im Bronchialsystem eine zu starke Druckerhöhung entstehen, und es könnte zur Zerreißung von Lungenbläschen kommen.

Sofortmaßnahmen bei Lungenemphysem:
- Atemübungen mit Lippenbremse (→ Seite 31)
- Abhusten

Dauermaßnahmen bei Lungenemphysem:
- Atemübungen mit Lippenbremse (→ Seite 31)
- Systematisches Üben der ruhigen Ausatmung (→ Seite 38)
- Ausatemübungen mit dem Sandsack (→ Seite 49)
- Pflege des Atemapparates (→ Seite 18)
- Immunitätstraining (→ Seite 58)

Durchblutungsstörungen und arteriosklerotische Beschwerden

Mit zunehmendem Alter werden die Blutgefäße auch von gesunden Menschen enger und starrer. Grundsätzlich neigen die Blutgefäße immer eher zur Verengung als zur Erweiterung. Gefäßverengungen treten ein durch Kälte, Nässe, durch gewisse Genußgifte (beispielsweise Nikotin), durch Medikamente und Arterienverkalkung. Körperliche Bewegung, körperliche Arbeit, Sport und Wärmegefühl in Händen und Füßen wirken gefäßerweiternd. Wenn also Ihre Hände und Füße kalt sind, müssen Sie versuchen, möglichst sofort wieder Wärme in diese Körperteile beziehungsweise Ihren ganzen Körper zu bekommen. So beugen Sie generell den Durchblutungsstörungen der Blutgefäße vor. Zusammen mit der *richtigen Atmung* (Bauchatmung, → Seite 16) und *regelmäßiger körperlicher Bewegung* (Spazierengehen) können Sie Ihre Blutgefäße auf größere »Elastizität im Alter« vorbereiten. Soviel zur Vorbeugung von Durchblutungsstörungen.

Sie können schon früh vorbeugen

Wenn Sie allerdings an einer *echten Durchblutungsnot* der Beine leiden, dann sind Ihre Blutgefäße schon verengt. Das merken Sie daran, daß bei längerem Gehen Schmerzen in der Wadengegend auftreten. Wenn Sie stehenbleiben und abwarten, bis sich die Mangeldurchblutung wieder normalisiert hat, dann verschwinden die Schmerzen, und Sie können wieder weitergehen (Schaufensterkrankheit). Es gibt heute sehr gute und wirkungsvolle Medikamente zur Gefäßerweiterung. Doch muß ich auch hier anführen, daß das beste Mittel die richtige Bauchatmung ist, gefolgt von regelmäßiger körperlicher Bewegung. Es kommt darauf an, mit Hilfe der richtigen Atmung die roten Blutkörperchen mit viel Sauerstoff zu beladen und so wieder den Gasaustausch zwischen Sauerstoff und Kohlendioxid (→ Seite 13) zu beleben. Damit wird die Mangeldurchblutung behoben.

Das beste Mittel ist die Bauchatmung

Lernen Sie also wieder die Bauchatmung (→ Seite 16), und führen Sie diese mehrmals am Tag konsequent durch! Auf diese Weise wird sich dann bald eine *Besserung* erzielen lassen, vor allem wenn Sie zusätzlich noch durch Gehen die Muskeln kräftigen. Dabei können Sie die zurückgelegte Strecke, die Sie ohne Schmerzen machen können, täglich etwas verlängern und auf diese Weise die Durchblutung verbessern. Atemübungen sind – zusammen mit körperlicher Bewegung – die Basistherapie einer Durchblutungsstörung.

Sie sind nicht mehr – aber auch nicht weniger – als das, was Sie selbst für sich tun können und auch sollten, wenn Sie eine langfristige Besserung Ihrer Beschwerden erreichen wollen. Auch hier gilt aber, daß sie die ärztliche Therapie nicht ersetzen, sondern unterstützen wollen.

Sofortmaßnahmen bei Durchblutungsstörungen:
- Erwärmen der Hände und Füße
- Bauchatmung (→ Seite 16)
- Körperliche Bewegung (Spazierengehen)

Dauermaßnahmen bei Durchblutungsstörungen:
- Atemübungen (Bauchatmung → Seite 16)
- Warmhalten der Hände und Füße
- Regelmäßige körperliche Bewegung (Spazierengehen, Wandern)

Herzjagen (Tachykardie)

Herzjagen oder Tachykardie ist eine stark beschleunigte Herztätigkeit aufgrund von überhöhter Aktivität. Vier Pulsschläge pro Atemzug werden als die Norm betrachtet (→ Seite 51); wenn Sie 16mal in der Minute atmen, ergibt das also 64 Pulsschläge in der Minute. Gut trainierte Menschen atmen in Ruhe oft nur 6- bis 8mal pro Minute, die Pulszahl liegt dann zwischen 40 und 60. Die Pulszahl ist also nicht entscheidend, da der Bedarf an Atemzügen immer individuell ist.

Verlängerte Ausatmung beruhigt den Puls

Bei körperlicher Anstrengung oder starker Erregung kann der Puls bis *über das Doppelte* ansteigen. Dabei bewirkt die Einatmung ein Schnellerwerden des Pulses, während die Ausatmung den Puls verlangsamt. So ist zu verstehen, daß die *Betonung der Ausatmung* mit der Zeit eine *Verminderung der Pulszahl* bringt (→ Seite 38). Außer durch Atemübungen können Sie die Pulszahl durch Wasseranwendungen senken: Kompresse auf die Herzgegend (→ unten), kalte Dusche oder ein kaltes Tauchbad nach Erwärmung in der Sauna. Aber vor allem durch die Bauchatmung mit Betonung der Ausatmung und der verlängerten Atempause beruhigen sich Herz und Puls.

Sie nehmen eine entspannte Körperstellung ein, entweder im Sitzen oder im Liegen, und atmen ruhig aus. Anschließend machen Sie eine kleine Atempause, dann folgt die Einatmung und sofort wieder die Ausatmung mit anschließender Atempause (genaue Beschreibung → Seite 38). Das wiederholen Sie mehrmals, bis sich der Puls beruhigt hat, daß er nur noch den Wert von 60 bis 80 beträgt. Das ist meist nach 15 bis 30 Minuten der Fall.

Ein Umschlag auf die Herzgegend kann diese Maßnahme verstärken und eine gewisse Erleichterung bringen. Bei Herzjagen nehmen Sie kaltes Wasser. Tauchen Sie eine Serviette oder ein großes Taschentuch ins Wasser, und legen Sie es – ausgewrungen – auf die Herzgegend. Darüber sollte ein trockenes Frottierhandtuch vor Kälte und Zug schützen. Die Kompresse bleibt ½ bis 1 Stunde.

Sofortmaßnahmen bei Herzjagen (Tachykardie):
- Bauchatmung im Liegen (→ Seite 23)
- Kalter Umschlag auf Herzgegend

Dauermaßnahmen bei Herzjagen (Tachykardie):
- Ausatemübungen (→ Seite 38)
- Schrittatmung bei Belastung (→ Seite 28)
- Tägliches Atemübungsprogramm (→ Seite 36)

Hoher Blutdruck

Der Blutdruck des Menschen gibt Auskunft über den Zustand der Blutgefäße, der Nerven und des Herzens. Der »normale« Blutdruck beträgt *systolisch 120 mm Hg* (Millimeter Quecksilbersäule) und *diastolisch 80 mm Hg.* Das sind die Meßwerte, wenn sich die »Pumpe« Herz gerade *zusammenzieht* und wenn das Herz sich wieder *ausdehnt.* Man spricht von *hohem* Blutdruck, wenn der systolische Wert über 140 und der diastolische über 90 mm Hg betragen. Bei älteren Menschen sind aber auch Blutdruckwerte, die systolisch soviel ausmachen, wie sie alt sind plus 100, also beispielsweise bei einem 70jährigen 170 mm Hg, noch »normal«, sofern keine besonderen Beschwerden auftreten.

Beim diastolischen Wert wird jeder Blutdruck über 90 mm Hg als krankhaft angesehen, unabhängig vom Lebensalter.

Labiler Bluthochdruck ist beeinflußbar

Man unterscheidet zwischen dem *labilen* Blutdruck, der schwanken kann, und dem *malignen* Blutdruck, der immer gleich hoch ist. 80% der Hochdruckpatienten leiden an labilem Hochdruck, der Rest an malignem (zum Beispiel durch Nierengeschwulst bedingt). Ich beschäftige mich hier nur mit dem labilen Hochdruck, der gut zu beeinflussen ist. Da er teilweise auch durch *falsche Atmung bedingt* ist, konnte schon manches Mal der Hochdruck durch Atemübungen geheilt werden.

Hochdruckpatienten haben meistens Übergewicht und dadurch eine oberflächliche Brustatmung: Das Zwerchfell ist durch jahrelange flache Atmung fixiert und kann sich kaum bewegen. Die Fettpolster unter dem Zwerchfell verhindern die Atembewegung – die Patienten sind in der gleichen Lage wie eine hochschwangere Frau und müssen statt der Bauchatmung, die ja viel ergiebiger wäre, die oberflächliche Brustatmung einsetzen. Wenn Sie zu diesen Menschen gehören, müssen Sie so viel an Gewicht abnehmen, daß sich das Zwerchfell wieder bewegen kann. Lernen Sie gleichzeitig die folgenden Atemübungen, dann werden Sie erstaunt sein, wie der hohe Blutdruck oft sogar ohne Medikamente verschwinden kann. (Verordnete Medikamente dürfen aber nur nach Rücksprache mit dem Arzt abgesetzt werden!)

Gewichtsreduktion und Atemübungen

Das Zwerchfell muß mit Hilfe eines Sandsackes mobilisiert und wieder gekräftigt werden, damit es wieder funktionieren, das heißt sich bewegen kann (→ Seite 49). Atemübungen im Liegen, im Sitzen, Gehen und Stehen sollen mehrmals täglich durchgeführt werden (Übungen, → Seite 23, 25, 26), und zwar zunächst 6- bis 7mal je 5 bis 10 Minuten. Auf diese Weise können Sie die innere Atmung der Körperzellen (→ Seite 13) beleben und den hohen Blutdruck senken.

Zur Unterstützung dieser Maßnahmen und später zur Erhaltung Ihres guten Zustandes sollten Sie viel spazierengehen.

Sofortmaßnahmen bei Bluthochdruck:

- Atemübungen mit Sandsack im Liegen
- Übungen im Sitzen, Gehen, Stehen (→ Seite 25, 26, 28)
- Gewichtsabnahme (→ Seite 76)

- Salzarme Diät (eventuell laktovegetabile Kost, → Seite 76)
- Körperliche Bewegung in frischer Luft (kein Leistungstraining, dafür aber Spazierengehen, Langlauf, Wandern)
- Mäßigung bei den Genußmitteln (Kaffee, Tee, Alkohol)
- Nicht rauchen

Dauermaßnahmen bei Bluthochdruck:
- Tägliches Atemübungsprogramm (→ Seite 36)
- Körperliche Bewegung an frischer Luft (kein Leistungstraining, → oben)
- Gewicht halten
- Salzarme Diät
- Mäßigung bei den Genußmitteln
- Nicht rauchen

Atemnot bei Belastung

Zu wenig Sauerstoff im Gewebe

Kurzatmigkeit und Atemnot sind immer ein Zeichen von *Sauerstoffmangel.* Nicht nur bei Erkrankungen der Lunge und der Bronchien kann Sauerstoffmangel auftreten, er kommt viel häufiger vor bei Krankheiten des Herzens und der Gefäße. Durch eine besondere Situation (Koronarsklerose, Angina pectoris, überstandene Herzmuskelentzündung, nach einem Herzinfarkt) gelangt durch eine eingeschränkte Herzkraft zuwenig Blut, also zuwenig Sauerstoff, in die Zellen. Es entsteht eine Sauerstoffschuld im Gewebe, die sich als Kurzatmigkeit und Atemnot äußert.

Bei einem *Herzinfarkt* beispielsweise geht eine große Zahl von Herzmuskelfasern zugrunde. Das Herz wird um diese Anzahl schwächer, die Herzkraft vermindert sich daher, weil es kein Nachwachsen von Herzmuskelfasern gibt. Während zum Beispiel die Leberzellen nachwachsen können, ist das bei den Herz- und Gehirnzellen nicht möglich. An die Stelle der zugrundegegangenen Fasern tritt Bindegewebe, der Defekt wird also bloß geflickt. Die Folge davon ist, daß die Herzleistung geringer wird. Die Verringerung der Herzmuskelfasern nach einem Herzinfarkt ist aber nicht die einzige Ursache von Kurzatmigkeit und Atemnot; immer wenn die Herzkraft vermindert ist, wie es zum Beispiel nach einer überstandenen *Herzmuskelentzündung* (Myokarditis), als Folge einer *Angina pectoris* oder einer *schlechten Durchblutung des Herzmuskels* oder einer *Verengung der Herzkranzgefäße* der Fall sein kann, sind häufig Kurzatmigkeit und Atemnot bei Belastung die Folge. Auch ganz einfach *Übergewicht* kann zu diesen Erscheinungen führen.

Atmung wird intensiver

Es ist aber in unserem Körper ein Alarmsystem eingebaut, um solchen Mangelsituationen mit einer Gegenmaßnahme vorbeugen zu können. Wenn die Körperzellen nicht genügend Blut, das heißt Sauerstoff, erhalten, dann geben sie dem Atemzentrum eine Alarmmeldung durch, mit dem Befehl, die *Atmung intensiver* zu gestalten. Das Atemzentrum reagiert dann mit einer Atembeschleunigung und Vertiefung der Atembewegungen. Das Herz kann aber nur ausführen, was es kann. Wenn Sie falsch atmen, dann kommt eben trotz der verstärkten Atembewegungen nicht genügend Sauerstoff ins Gewebe. Deshalb atmen Sie immer kürzer und heftiger.

Das Herz kann nur, was es kann

In diesen Fällen können Sie die Atemnot nur dadurch beseitigen, daß Sie von Anfang der Belastung an intensiv mit dem *Bauch* atmen und dadurch verhindern, daß es zu einer Sauerstoffschuld im Gewebe kommt. Bei Beginn einer körperlichen Belastung, beispielsweise beim Treppensteigen, fangen Sie sofort mit der *Schrittatmung* (→ Seite 28) an, um Kurzatmigkeit gar nicht erst auftreten zu lassen. Halten Sie beim Treppensteigen schon vor Betreten der ersten Stufe an und atmen Sie ein- bis zweimal gründlich aus und ein! Indem Sie dann den Fuß auf die erste Stufe stellen, atmen Sie gleichzeitig aus, beim zweiten Schritt atmen Sie sofort (also ohne Atempause) ein, beim nächsten Schritt wieder aus, dann wieder ein; Sie atmen bei einem Schritt aus, beim anderen ein, und zwar in einem ruhigen Tempo. Regulieren Sie das Tempo so, daß Sie nicht außer Atem geraten, sondern die Steigungen aus- und einatmend leicht bewältigen können. Oben angelangt, atmen Sie noch weiter in diesem Rhythmus, bis sich Ihr Puls normalisiert hat (60 bis 80 Schläge pro Minute, → Seite 51).

Rhythmische Bewegung spart Kraft

Bei leichteren Steigungen können Sie auch einen Zweierrhythmus (→ Seite 29) oder sogar einen Dreierrhythmus einschalten.

Das Schritt-Tempo sollte sich an die Atmung anpassen und nicht umgekehrt. Die Atmung wiederum soll langsam, leicht und leise erfolgen. Legen Sie den Hauptakzent auf eine gründliche Ausatmung, während Sie nur mitteltief einatmen.

Sofortmaßnahmen bei Kurzatmigkeit:
- Bauchatmung (→ Seite 16)
- Schrittatmung (→ Seite 28)

Dauermaßnahmen bei Kurzatmigkeit
- Schrittatmung trainieren (→ Seite 28)
- Ausatmung mit dem Sandsack trainieren (→ Seite 49)
- Tägliches Atemübungsprogramm (→ Seite 36)
- Bei Übergewicht: Gewichtsabnahme

Seelische Verstimmtheit

Sie sind aus irgendeinem Grunde schlecht aufgelegt und befinden sich in einer gedrückten Stimmung. Sie sind mutlos und mürrisch und wissen selbst nicht, wodurch das hervorgerufen worden ist. Erschöpfung und Sorgen bedrücken Sie und deprimieren Sie. Die Ärzte sprechen von einer »Dysphorie« und meinen damit eine seelische Verstimmtheit leichteren Grades.

Atemübungen regulieren den Stoffwechsel

Die körperlichen Ursachen für diesen Zustand sind, vereinfacht gesagt, *Stoffwechsel-»Entgleisungen«*. Die regulierende Wirkung von Atemübungen besteht darin, daß dadurch der Stoffwechsel wieder angeregt und die Stoffwechselschlacken wieder abtransportiert werden (→ Seite 13).

Es gibt mehrere natürliche Mittel, die Sie mit Erfolg anwenden können: Das sind systematische Atemübungen im Liegen, Stehen und Gehen (→ Seite 23, 26, 28), ein Luftbad am Morgen (→ Seite 36), wenn Sie aus dem Bett aufgestanden sind und Ihre Morgentoilette verrichten, auch ein nicht zu starker Bohnenkaffee oder schwarzer Tee kann Ihnen helfen. Wenn Sie dazu die Zeit und die Möglichkeit haben, ist eine *Kneipp-Kur* außerordentlich sinnvoll. Möglicherweise ist Ihr Blutdruck nicht in Ordnung, lassen Sie ihn kontrollieren. Notfalls wird der Arzt Ihnen ein blutdruckregulierendes Mittel verschreiben. Bei systematischer Anwendung der Atemübungen pendelt sich der Stoffwechsel aber im allgemeinen allmählich ein, er funktioniert besser, und damit verschwinden auch Ihre Verstimmtheitszustände. Sie werden fröhlicher, haben mehr Lebensmut und können sich wieder freuen.

Sofortmaßnahmen bei seelischer Verstimmtheit:
- Atemübungen im Liegen, Stehen und Gehen (→ Seite 23, 26, 28)
- Luftbad am Morgen (→ Seite 36)
- Nicht zu starker Kaffee oder Tee
- Kneipp-Kur

Dauermaßnahmen bei seelischer Verstimmtheit:
- Atemübungen im Liegen, Stehen und Gehen (→ Seiten 23, 26, 28)
- Tägliches Atemübungsprogramm (→ Seite 36)

Konzentrations- und Lernschwäche

Konzentrations- und Lernschwäche sind oft Ausdruck einer *mangelnden Durchblutung des Gehirns*. Die Gehirnzellen erhalten zuwenig Sauerstoff und können daher nicht hundertprozentig funktionieren.

Um diese Mangeldurchblutung zu beheben, können Sie – sogar am Schreibtisch – folgende Atemübungen leicht ausführen:

2mal 10 Atemübungen

Sie nehmen die Pharao-Stellung ein, das heißt, Sie sitzen mit aufrechter Wirbelsäule und atmen aus und ein, wie ich schon (Bauchatmung im Sitzen, → Seite 25) ausgeführt habe. Machen Sie bei geöffnetem Fenster jedesmal, wenn Sie Konzentrationsstörungen haben, zehn solcher Übungen im Abstand von etwa ein bis zwei Stunden. Beim Einatmen soll sich der Bauch vorwölben, beim Ausatmen dagegen geht der Bauch zurück. Achten Sie vor allem auf eine gründliche Ausatmung, die Sie durch leichten Druck der Hände auf den Bauch unterstützen können.

Ferner müssen Sie darauf achten, daß Sie genügend *leicht verdauliche Nahrungsmittel* zu sich nehmen. Sehr günstig ist zum Frühstück ein Müsli, das den Körper wenig belastet, aber trotzdem ausreichend Zucker zur Verfügung stellt, der von den Gehirnzellen gebraucht wird. Sauerstoff und Zucker sind die unentbehrlichen Nahrungsstoffe unseres Gehirns. Nehmen Sie Zucker in der richtigen Form, zum Beispiel Honig, zu sich und machen Sie außerdem möglichst regelmäßig Atemübungen.

Leicht verdauliche Nahrung

Oft beruht die Lernschwäche darauf, daß man die *Aufmerksamkeit zuwenig intensiv* oder zu kurz auf den Lernstoff richtet. Sie müssen dem Gehirn eine gewisse Zeit lassen, bis der Lernstoff dem Gedächtnis eingeprägt ist.

Versuchen Sie das doch gleich einmal: *Schließen Sie das Buch,* und erinnern Sie sich ohne Hilfe des Buches an soviel Stoff wie nur möglich! Wenn Sie ein gutes optisches Gedächtnis haben, können Sie sich auch vorstellen, daß Sie den Lernstoff mit den Gehirnzellen fotografiert haben, und versuchen, den Stoff vom Blatt in Gedanken richtig abzulesen. Sollte Ihr akustisches Gedächtnis besser ausgebildet sein, dann ist es notwendig, den Stoff laut zu wiederholen. Manche lernen leichter, wenn sie auf und ab gehen können. Das beste Mittel gegen die Vergeßlichkeit ist aber – eine Binsenwahrheit – das regelmäßige Wiederholen des Stoffes.

Gedächtnistraining und Konzentration

Konzentration ist die geistige Sammlung auf ein bestimmtes Ziel und die Fähigkeit, nicht davon abzuschweifen. Unser Geist ist normalerweise unruhig. Es kommen viele Gedanken ins Bewußtsein und bleiben eine Zeitlang im Mittelpunkt unserer Aufmerksamkeit, um dann wieder zu verschwinden und anderen Platz zu machen. Ihre *Gedanken auf eine einzige Tatsache* zu richten, erfordert eine gute Konzentrationsfähigkeit, die Sie entweder von Geburt an mitbekommen haben oder die Sie sich durch stetes Üben aneignen können.

Letzteres fangen Sie damit an, daß Sie sich erst Kleinigkeiten vornehmen, um die *Konzentration zu üben.* Am Anfang können es ganz banale Dinge sein, auf die Sie Ihre Aufmerksamkeit richten, beispielsweise auf den Kugelschreiber, den Bleistift oder den Umschlag des Buches. Sehen Sie diese Dinge erst einmal ganz bewußt und genau an, ungefähr 20 bis 30 Sekunden lang, und legen Sie sie dann weg. Nach einer Weile versuchen Sie, sich den Gegenstand in Gedanken gegenwärtig zu machen und so viele Einzelheiten wie nur möglich auf ein Papier aufzuschreiben. Am Anfang sollte die Konzentrationszeit 20 bis 30 Sekunden, später dann eine Minute dauern. Es wird zunächst nicht leicht sein, doch bringt viel Übung bald Gewinn. Machen Sie die vorhin beschriebenen Atemübungen, dann wird Ihnen die Konzentration leichterfallen.

Ich habe schon erwähnt, wie wichtig es ist, daß Sie sich beim Atmen auf den *Atmungsvorgang* beziehungsweise den *Sauerstoff* oder das *Prana* als kosmische Energie (→ Seite 8) konzentrieren. So *vervielfachen* Sie die gute Wirkung der Atemübungen. Gerade beim Atmen sollten Sie sich immer auf den Atemvorgang konzentrieren und sich lebhaft vorstellen, wie nicht nur die Lungen, sondern auch das Blut und vor allem die Nervenzellen mit Lebensenergie aufgeladen werden.

Bildhafte Vorstellung der Atmung

Aber nicht nur beim Atmen, sondern auch bei *anderen Tätigkeiten* sollten Sie Ihre Konzentration einsetzen und bewußt diese Kraft ausnützen. Ihre Erlebnisfähigkeit wird um ein Vielfaches größer, weil Sie bewußt die wichtigen Dinge erleben, sie auskosten und für sich nutzen. Nebensächlichkeiten treten in den Hintergrund, und Gedanken der Liebe, Güte und der Zuversicht fangen an, in unserem Bewußtsein immer mehr zu dominieren und uns von innen heraus zu einem besseren Ich zu gestalten. Wir Menschen des Westens sind nicht gewohnt, von so einer »banalen« Möglichkeit wie der Konzentrationsfähigkeit entsprechenden Gebrauch zu machen. Viele belächeln diese Methoden, weil sie einfach noch keine Gelegenheit hatten, sie an sich selber auszuprobieren. Tun Sie es, und erfahren Sie, wie Sie durch Konzentration auf die wesentlichen Dinge bewußter und glücklicher leben.

Ausprobieren lohnt sich

Sofortmaßnahmen bei Konzentrations- und Lernschwäche:
- Bauchatmung im Sitzen (→ Seite 25)
- Kopfstand, wenn möglich
- Frische Luft
- Leicht verdauliche Kost

Dauermaßnahmen bei Konzentrations- und Lernschwäche:
- Atemübungen für Frische und Wohlbefinden (→ Seite 40)
- Systematisches Training der Konzentration
- Autogenes Training (→ Seite 76)

Schlaflosigkeit und vorzeitiges Erwachen

Schlaflosigkeit ist eine Gesundheitsstörung, die vielen Menschen zu schaffen macht. Vor allem im mittleren und höheren Lebensalter kommt sie sehr oft vor. Bevor Sie etwas gegen Ihre Schlaflosigkeit tun, sollten Sie versuchen, eventuell zusammen mit dem Arzt, die *Ursachen* zu finden. Am häufigsten sind die Gründe seelischer Natur. Sorgen und Probleme, die Ihre Gedanken intensiv beschäftigen, verhindern oft das Einschlafen und lassen Sie vorzeitig erwachen. Die Ärzte unterscheiden Einschlafstörungen, Durchschlafstörungen und vorzeitiges Erwachen.

Abends keine anregenden Getränke

Eine häufige Ursache der Einschlafstörung ist der Genuß von *Bohnenkaffee oder zu starkem schwarzen Tee* abends. Manche Menschen reagieren auch auf Alkohol mit Einschlafstörungen. Bei älteren Menschen ist die häufigste Ursache von Schlaflosigkeit der *Mangel an Sauerstoff in den Gehirnzellen.* Gelingt es, diese Sauerstoffnot zu beseitigen, dann kehrt der normale Schlafrhythmus zurück, und sie erwachen am Morgen erfrischt und mit klarem Kopf. Sehr typisch ist auch die Schlafstörung, die bei einer *Depression* auftritt. Der Patient schläft zunächst ein, erwacht dann aber gegen 2 bis 3 Uhr morgens und kann nicht mehr einschlafen. In solchen Fällen ist außer den von mir empfohlenen Atemübungen ärztliche Hilfe angezeigt.

Als erste Maßnahme bei der Behandlung von Schlaflosigkeit empfehle ich folgende *Atemübungen:* Sie liegen bequem auf dem Rücken, legen beide Hände auf den Bauch und atmen langsam und tief vollkommen aus (Bauchatmung im Liegen, → Seite 23). Nach einer kleinen Pause verlangt der Körper von selbst die Einatmung. Sie soll gleichmäßig ruhig und tief stattfinden und auf der Höhe mit der Ausatmung fortgesetzt werden. Also kein Atemanhalten auf der Höhe der Einatmung, sondern sofort die Ausatmung folgen lassen. Lassen Sie das Ausatmen in einer Atempause ausklingen, und atmen Sie dann wieder ein. In der Minute machen Sie ungefähr 6 bis 12 solcher Atemübungen, wobei Sie sich bei der Ausatmung vorstellen, daß der eigene Körper ganz schwer ist und in das Bett richtiggehend hineinversinkt. Diese bei jeder Ausatmung wiederholte Vorstellung der hineinsinkenden Körperschwere, gefolgt von der Atempause und der darauffolgenden Einatmung, ermöglicht in den meisten Fällen das Einschlafen schon nach wenigen Übungen. Die Augen sind natürlich geschlossen, und Sie geben sich der Müdigkeit hin, bis Sie angenehm in den Schlaf versinken.

Verlängerte Ausatmung und Körperschwere

Reicht diese erste Maßnahme nicht aus, dann müssen Sie mit Ihrem Arzt die tiefere Ursache Ihrer Schlaflosigkeit suchen, die dann entsprechend behandelt wird. Das kann je nach dem Befund eine medikamentöse oder psychotherapeutische Maßnahme sein. Die Atemübungen sind jedoch immer richtig, Sie können damit nichts falsch machen. Es lohnt sich also auch, dieses einfache Mittel anzuwenden.

Heißes Fußbad und Übung für warme Füße

Zusätzlich können Sie ein *heißes Fußbad* machen (→ Seite 56). Anschließend ziehen Sie locker sitzende Socken aus reiner Wolle an und gehen damit zu Bett, wo Sie zusätzlich noch die Übung für warme Füße machen (→ Seite 43). Kalte Füße sind immer ein Feind des Ein- und Durchschlafens und sollten entsprechend behandelt werden.

Sofortmaßnahmen bei Schlaflosigkeit und vorzeitigem Erwachen:
- Bauchatmung im Liegen (→ Seite 23)
- Übung für warme Füße (→ Seite 56)
- Bauchatmung mit Verlängerung der Atempause (→ Seite 38)
- Heißes Fußbad (→ Seite 56)
- Eventuell Arzt aufsuchen

Dauermaßnahmen bei Schlaflosigkeit und vorzeitigem Erwachen:
- Atemübungen wie bei Sofortmaßnahmen

Stuhlverstopfung und Darmträgheit

Bei der Stuhlverstopfung spielt die Bauchatmung eine große Rolle. Durch die Auf- und Abwärtsbewegung des Zwerchfells beim richtigen Atmen kommt es zu einer Anregung der Darmperistaltik und zur Bewegung der Stuhlmasse in Richtung Dickdarm. Wie ein *großes Knetwerk* preßt das Zwerchfell die Eingeweide rhythmisch zusammen

(→ Seite 17) und sorgt auf diese Weise für den Fortgang der Verdauung. Auch bei der Entleerung des Stuhles hat das Zwerchfell eine große Bedeutung. Sie atmen kräftig ein, dabei kommt der Bauch vor – so kommt es zu einem starken Pressen und zum Stuhlgang.

Wenn Sie Probleme mit dem täglichen Stuhlgang haben, sollten Sie mehrmals am Tag *Bauchatemübungen* durchführen, vor allem im Anschluß an die Hauptmahlzeiten. Die Bauchatmung ist ein einfaches und wirksames Mittel und kann als Basisbehandlung bei Stuhlverstopfung gelten. Wie Sie diese Bauchatmung richtig durchführen, habe ich auf Seite 17 genau beschrieben.

Bauchschnellen zeigt »durchschlagenden« Erfolg

Auch das *Bauchschnellen* (→ auch Seite 51) ist ein vorzügliches Mittel bei chronischer Stuhlverstopfung. Sie legen sich bequem und entspannt auf den Rücken, atmen ruhig und tief aus und dann durch die Nase so rasch wie möglich ein, wobei der Bauch emporschnellt, das Zwerchfell sich senkt und die Lungen sich mit Luft füllen. Das Bauchschnellen können Sie sowohl in der einen Richtung (Einatmung) als auch in der anderen Richtung (Ausatmung) durchführen, wobei es immer darauf ankommt, daß durch eine starke Kontraktion des Zwerchfelles die Baucheingeweide kräftig angeregt werden. Das Bauchschnellen mobilisiert die Bauchmuskulatur und bringt Bewegung in die Eingeweide. Wenn Sie sich zusätzlich den *Sandsack* auf den Bauch legen, stellt diese Übung auch ein gutes Kräftigungsmittel für das Zwerchfell dar.

Das Bauchschnellen sollten Sie vor allem in der Frühe, noch im Bett, gleich nach dem Aufwachen üben, um den Stuhlgang anzuregen. Das Bauchschnellen können Sie auch in Knie-Ellenbogen-Lage durchführen. Dabei stützen Sie sich auf beide Ellenbogen und beide Knie, wobei sich Ihr Körper waagerecht zur Unterlage befindet.

5- bis 10mal üben

Wenn Sie diese Übungen 5- bis 10mal ausgeführt haben, können Sie oft schon einen Stuhldrang feststellen. Sie sollten ihm sofort nachgeben und ihn keinesfalls unterdrücken.

Reicht diese Basisbehandlung mit Atemübungen nicht aus, dann müssen Sie Ihr Augenmerk auf einen zweiten wichtigen Punkt in der Behandlung der Stuhlverstopfung richten. Die Stuhlverstopfung tritt sehr oft erst dann in Erscheinung, wenn unser Dickdarm dem Stuhl *zuviel Flüssigkeit entzieht,* so daß er wasserarm, trocken und spröde wird und dadurch an Gleitfähigkeit einbüßt. In diesem Fall können Sie

Viel trinken

in der Frühe nach dem Aufstehen ein *Glas kaltes Wasser* trinken, um damit den Stuhlreflex zu wecken und eine Entleerung zu erreichen. Reicht diese Maßnahme nicht aus, dann müssen Sie die Flüssigkeit über den Tag verteilt, vor allem aber *zu den Mahlzeiten* zu sich nehmen. Die Flüssigkeiten, die Sie während des Essens trinken, werden durch die Nahrungsmittel gebunden und bleiben im Dickdarm, während die Flüssigkeit, die Sie zwischendurch trinken, ziemlich rasch von den Nieren ausgeschieden wird. Dies erklärt auch den ausbleibenden Erfolg, wenn Sie *zuwenig* Flüssigkeit zu den Mahlzeiten zu sich nehmen oder Flüssigkeit nur zwischen den Mahlzeiten, die dann die Stuhlbeschaffenheit aber nicht beeinflußt.

Ernährung überprüfen

Auch *Ballaststoffe* in der Nahrung sind imstande, eine Stuhlverstopfung zu beheben. Unsere Nahrungsmittel bieten zuwenig davon, deshalb ist meist eine Umstellung der Ernährungsgewohnheiten notwendig (→ Seite 76). Wichtig ist, daß Sie zu den Ballaststoffen eine genügend große Menge Flüssigkeit trinken, weil Sie sonst statt des erwarteten Stuhlgangs eine Verstopfung bekommen.

Sofortmaßnahmen bei Stuhlverstopfung und Darmträgheit:
- Bauchatmung (→ Seite 17)
- Bauchschnellen (→ Seite 51)
- Morgens ein Glas kaltes Wasser
- Zum Essen viel Flüssigkeit

Dauermaßnahmen bei Stuhlverstopfung und Darmträgheit:
- Wie bei Sofortmaßnahmen
- Ballaststoffreiche Ernährung

Schwangerschaft

Wenn möglich: Bauchatmung vorher erlernen

In der Schwangerschaft ist das Zwerchfell durch die zunehmende Größe der Gebärmutter *hochgestellt* und kann sich deshalb nicht mehr so leicht auf- und abbewegen. Es ist daher besonders wichtig, daß Sie schon vor der Schwangerschaft die Bauchatmung geübt und sich so eine leicht bewegliche Zwerchfellmuskulatur geschaffen haben. Gegen Mitte und besonders Ende der Schwangerschaft herrscht bei einer geringen Rest-Bauchatmung dann die Brustatmung vor, durch die der Sauerstoffbedarf der Schwangeren gedeckt wird. Um sich optimal mit Sauerstoff zu versorgen, empfehle ich Ihnen vor allem *Ausatem-Übungen* (→ Seite 38, 39), wodurch die Füllung der Lungen sehr erleichtert wird. Darüber hinaus bewirken die Ausatem-Übungen eine gute allgemeine Entspannung und geben Ihnen das Gefühl der körperlichen Fitness.

Wenn Sie in der Schwangerschaft *Gymnastikübungen* durchführen, dann sollten sie immer im *Rhythmus mit dem Atmen* erfolgen (Pendel- oder Schrittatmung, → Seite 28). Auch beim Treppensteigen mit und ohne schwere Einkaufstaschen bewährt sich die Schrittatmung im Zweier- oder Einserrhythmus sehr (→ Abbildung Seite 29).

Übrigens: Während der Geburt kann eine tiefe Bauchatmung wesentlich zur Verkürzung des Geburtsaktes beitragen, weil dadurch das Zwerchfell durch die Abwärtsbewegung zusätzlich zu den Wehen »austreiben« hilft.

Maßnahmen in der Schwangerschaft:
- Ausatem-Übungen (→ Seite 38)
- Schrittatmung bei Belastung (→ Seite 28)
- Rhythmische Atmung beim Turnen
- Tiefe Bauchatmung bei der Geburt

Bücher, die weiterhelfen

Zum Thema Asthma
Prof. Dr. med. D. Nolte, *Sprechstunde: Asthma,* Gräfe und Unzer Verlag

Zum Thema Bluthochdruck
Dr. med. C. Halhuber, Prof. Dr. med. Max J. Halhuber, *Sprechstunde: Herzinfarkt,* Gräfe und Unzer Verlag
Prof. Dr. med. H. P. Wolff: *Sprechstunde: Bluthochdruck,* Gräfe und Unzer Verlag

Zum Thema Entspannung und Schlafstörungen
Ch. Gräff, *Konzentrative Bewegungstherapie in der Praxis,* Hippokrates Verlag
Dr. med. A. Huth, Dr. med. W. Huth, *Sprechstunde: Depressionen,* Gräfe und Unzer Verlag
M. Kjellrup, *Bewußt mit dem Körper leben, Spannungsausgleich durch Eutonie,* Ehrenwirth Verlag
Prof. Dr. med. D. Langen, *Autogenes Training für jeden,* Gräfe und Unzer Verlag
Prof. Dr. med. D. Langen, *Sprechstunde: Schlafstörungen,* Gräfe und Unzer Verlag
B. Peter, W. Gerl, *Entspannung,* Mosaik Verlag

Zum Thema Gesunde Ernährung und Gewichtsabnahme
H. Blohm, Prof. Dr. med. H.-D. Cremer, *Abnehmen, einfach, schnell, gesund,* Gräfe und Unzer Verlag
Das Ingrid Früchtel-Vollkorn-Kochbuch, Gräfe und Unzer Verlag
Das Ingrid Früchtel-Vollkorn-Backbuch, Gräfe und Unzer Verlag
Ingrid Früchtel, *Das vegetarische Kochbuch,* Gräfe und Unzer Verlag
Dr. med. H. Lützner, *Wie neugeboren durch Fasten,* Gräfe und Unzer Verlag

Zum Thema Hausmittel
Apotheker M. Pahlow, *Meine Hausmittel,* Gräfe und Unzer Verlag
Apotheker M. Pahlow, *Meine Heilpflanzen-Tees,* Gräfe und Unzer Verlag
Apotheker M. Pahlow, *Das große Buch der Heilpflanzen,* Gräfe und Unzer Verlag

Zum Thema Yoga
Anneliese Harf, *Durch Leiberfahrung zur Meditation,* Herder Verlag
Yoga für alle Lebensstufen – in Bildern, herausgegeben vom Sivananda Yoga Zentrum, Gräfe und Unzer Verlag

Sachregister

Die fettgedruckten Seitenzahlen verweisen auf die ausführliche Beschreibung der Atemübungen.

Naturgemäß leben – Naturgemäß heilen

Dr. Franz Wagner
Akupressur – leicht gemacht
Genaue Anleitung zur Selbstbehandlung bei akuten und chronischen Beschwerden. 80 S., 25 Zeichng. Paperback.

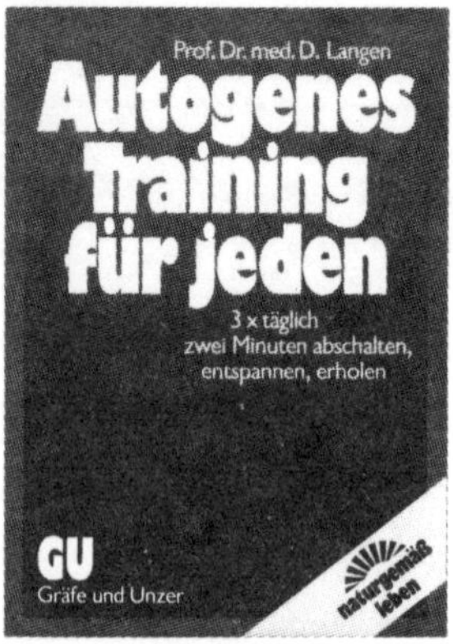

Prof. Dr. med. Dietrich Langen
Autogenes Training für jeden
3 x täglich zwei Minuten – abschalten, entspannen, erholen. Der ärztliche Führer zum selbständigen Erlernen der konzentrativen Selbstentspannung. 64 S., Paperback.

Dr. med. Hartmut Dorstewitz
Erkältung und Grippe natürlich behandeln
So helfen die altbewährten Naturheilverfahren und Naturheilmittel bei Schnupfen, Husten, Stirn- und Kieferhöhlenentzündungen, Hals- und Mandelentzündungen und bei fieberhaften grippalen Infekten. Mit Anwendungen für die Behandlung zu Hause. 96 S. Paperback.

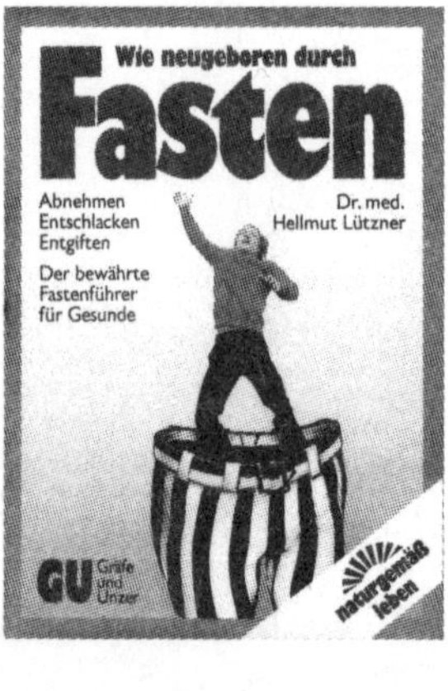

Dr. med. Hellmut Lützner
Wie neugeboren durch Fasten
Abnehmen, Entschlacken, Entgiften. Der bewährte Fastenführer für Gesunde. 80 S. Paperback.

Dr. med. Hellmut Lützner
Helmut Million
Richtig essen nach dem Fasten
Der ärztliche Führer für die Nachfastenzeit. Mit einem Speiseplan für die Aufbautage und mit Vollwert-Rezepten. 80 S. Paperback.

Apotheker Mannfried Pahlow
Meine Hausmittel
Bewährte Naturheilmittel und ihre Anwendung bei Alltagsbeschwerden und Erkrankungen. 64 S., 30 Zeichng. Paperback.

Dr. med. Erwin Gross
Heilatmung für jeden
Der ärztliche Führer zum selbständigen Erlernen der bewußten Intensivatmung. 80 S. mit Zeichng. Paperback.

Apotheker Mannfried Pahlow
Meine Heilpflanzen-Tees
Wirksame Teemischungen für die häufigsten Alltagsbeschwerden und Erkrankungen. 80 S. Paperback.

Dr. med. Fritz Oelze
Herz-Kreislauf-Erkrankungen natürlich behandeln
So helfen die altbewährten Naturheilverfahren bei Kreislaufstörungen, Herzschwäche, Durchblutungsstörungen, bei Bluthochdruck und niedrigem Blutdruck, nach Herzinfarkt und Schlaganfall. Mit hilfreichen Anwendungen für die Behandlung zu Hause. 80 S. Paperback.

Mannfried Pahlow
Elisabeth Schreiber
Homöopathie für jeden
Homöopathische Mittel für den Hausgebrauch – gezielt anwenden, richtig dosieren. 64 S. Paperback.

Dr. med. H. Michael Stellmann
Kinderkrankheiten natürlich behandeln
So helfe ich meinem Kind bei Störungen wie Husten und Schnupfen, Ohren- und Mandelentzündung, Blähungen, Durchfall und Blasenentzündung. Bei Kinderkrankheiten wie Masern, Scharlach, Keuchhusten, Windpocken, Röteln, Mumps und Diphterie. Mit den bewährten Naturheilmitteln. 96 S. Paperback.

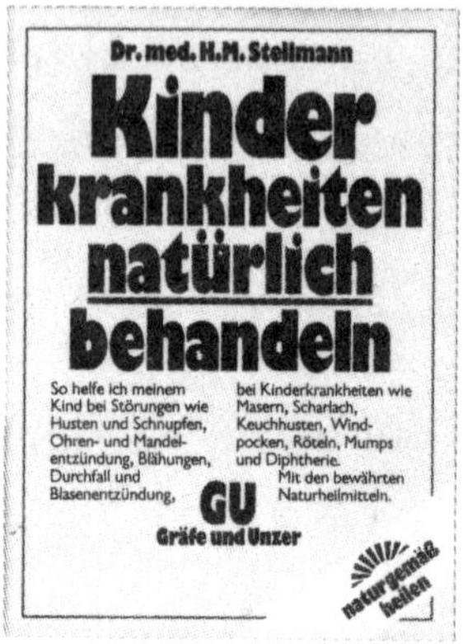

Linda Waniorek
Naturkosmetik für jeden
Natürliche Hautpflegemittel selbst gemacht. Bewährte Rezepte und praktischer Rat. 64 Seiten, Zeichnungen. Paperback.

Renate Zauner
Rückenschmerzen natürlich behandeln
Das hilft bei Kopfschmerz, Migräne, Bandscheibenleiden, verspannten Rückenmuskeln und anderen Beschwerden der Wirbelsäule. Bewährte Naturheilverfahren, Rat und Hilfen für den Alltag. 96 S. mit Zeichng. Paperback.

Dr. med. Karl-Maria Kirch
Wie neugeboren durch Sauna
Abschalten – Entspannen – Entschlacken. Steigerung von Spannkraft und Leistungsfähigkeit. Der Saunaführer für Gesundheitsbewußte. 64 S., 20 Zeichng. Paperback.

Yoga für alle Lebensstufen in Bildern
Von den Grundstellungen über Entspannungs- und Atemübungen zu Asanas und Meditation. Herausgegeben vom Sivananda Yoga Zentrum. 192 S. mit 90 farbigen Fotos und 250 Schritt-für-Schritt-Zeichnungen. Paperback.

GU Gräfe und Unzer